Bischko

Einführung in die Akupunktur

W0070940

Einführung in die Akupunktur

Von Dr. med. Johannes Bischko

18 Abbildungen

11. Auflage

Band I

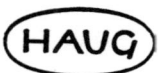

Karl F. Haug Verlag · Heidelberg

CIP-Kurztitelaufnahme der Deutschen Bibliothek

Bischko, Johannes:

Einführung in die Akupunktur/von Johannes Bischko.

– 11. Aufl. – Heidelberg : Haug, 1979
  Bd. 2 bildet: Bischko, Johannes: Akupunktur für mäßig Fortgeschrittene.
  ISBN 3-7760-0457-6

© 1970 Karl F. Haug Verlag, Heidelberg
Alle Rechte, einschließlich derjenigen der photomechanischen Wiedergabe
und des auszugsweisen Nachdrucks vorbehalten
2. Auflage 1972
3. Auflage 1972
4. Auflage 1973
5. Auflage 1974
6. Auflage 1975
7. Auflage 1975
8. Auflage 1976
9. Auflage 1977
10. Auflage 1978
11. Auflage 1979
Verlags-Nr. 7963
ISBN 3-7760-0457-6
Gesamtherstellung: Hohenloher Druck- und Verlagshaus, Gerabronn

INHALT

Achtes Kapitel: Lokalisation und Symptomatik der wichtigsten Punkte der Akupunktur   75

VORWORT
zur 9. verbesserten Auflage

Für einen Autor ist es der schönste Lohn, zu sehen, daß sein Buch nicht nur gelesen, sondern auch profund durchgearbeitet wird. Sehr viele Anregungen für die Neuauflage verdanke ich interessierten Lesern. Mein Dank gilt allen, die mich angeschrieben haben. Ebenfalls kamen Kritiken aus dem eigenen Institut, besonders die chinesischen Texte (vor allem aber die Abbildung aus BACHMANNS „Leitfaden der Akupunktur"), die vom Verlag seinerzeit übernommen wurden, betreffend.

Es ist das Verdienst von Alexander CHAO LAI MENG, neben vielen anderen Anregungen, neue Zeichnungen, auch partieller Art, zur Verfügung gestellt zu haben, die die bisher schlechten Abbildungen ablösen sollten.

Ich möchte diesem wertvollen Mitarbeiter unseres Institutes nicht nur dafür sehr herzlich danken.

Ebenso gilt mein Dank dem Verlag für sein stetes Bemühen um Aktualität und die ganze Ausstattung, dem schon früher erwähnten Personenkreis, einschließlich meiner Familie sowie allen akademischen und nicht-akademischen Mitarbeitern des Institutes.

Wien, März 1977   Dr. Johannes BISCHKO

EINLEITUNG

„Wenden wir uns der Vergangenheit zu und wir werden viel Neues erfahren." In unserer Zeit hat die Medizin aufgrund einer Überfülle neuer naturwissenschaftlicher Erkenntnisse und nahezu unbegrenzt erscheinender technologischer Möglichkeiten mit ihrer Herstellung immer differenzierterer diagnostischer Hilfsmittel eine stürmische Entwicklung durchlaufen, die – nur noch schwer überschaubar – eine immer weitere Aufsplitterung in eine Vielzahl immer kleinerer Fach- bzw. Teildisziplinen erforderlich machte.

Hierdurch wurde eine dabei doch immer noch notwendige gesamtheitliche Sicht von Mensch und Organismus in den Hintergrund gedrängt.

Besonders die in letzter Zeit im Ansteigen begriffene Zahl funktioneller Erkrankungen läßt das Interesse an einer Öffnung auch zu alten, in Vergessenheit geratenen Methoden wieder zunehmen, zumal ja gerade diese Erkrankungen mit der geübten Diagnostik – basierend auf der herrschenden zellularpathologischen Doktrin – nur schwer erfaßt werden können und sich überdies in vielen Fällen auch durch die üblichen Therapiemaßnahmen als schwer bzw. kaum zugänglich erweisen.

Erinnert sei vielleicht auch noch an allfällige schädliche Nebenwirkungen vieler Medikamente oder auch an Allergien, nicht zuletzt aber auch daran, daß sich im Laufe der Zeit aus verschiedensten Gründen zahlreiche Erkrankungen heute in anderen, meist verkürzten oder maskierten Verlaufsformen darstellen.

Hier gibt uns nun heute die klassische Akupunktur, aus dem alten China übernommen, eine Antwort, die nicht gleich hervorgeht. Die klassische Akupunktur versucht immer eine Krankheit kausal anzugehen, meist in einer Art, die wir heute im Sinne der Wiederherstellung der vegetativen Regulation bzw. des vegetativen Gleichgewichtes charakterisieren können.

Dadurch wird sie sich gerade dann als besonders wirksam erweisen, wenn übliche Therapiemaßnahmen nicht ausreichend befriedigen. Das kommt aber heute leider in zunehmendem Ausmaß vor. Ich erinnere nicht nur an Allergien gegen bestimmte Medikamente, sondern mehr noch an deren Kontraindikationen wegen allfälliger schädlicher Nebenwirkungen. Die Akupunktur selbst kann aber, richtig durchgeführt, niemals schaden oder schädliche Nebenwirkungen hervorrufen.

Das Büchlein bemüht sich, in Sprache und Vergleich Kontakte zur üblichen Medizin aufzuzeigen, beziehungsweise Differenzen zu überbrücken. Es ist daher, im Sinne der Akupunkturliteratur, unorthodox zusammengestellt, soll aber gerade dadurch dem in üblicher Weise ausgebildeten Arzt den Eintritt in die Materie erleichtern. Dies nicht zuletzt aus persönlichen Erfahrungen. Denn früher war es sehr schwer, aus dem Wust traditioneller Überlieferungen, auf sich allein gestellt, das Wesentliche herauszuarbeiten. So habe ich bewußt alle Philosophie weggelassen, die sehr interessant ist, aber am Anfang eher abschreckend wirkt. Auch eine Reihe anderer Vorgangsweisen wurde bewußt nicht gebracht.

So will ich diese kurze Einleitung abschließen mit dem Dank an meine Lehrer BACHMANN und DE LA FUYE, für die ich immer Achtung hegen werde. Meinen Freunden und Mitarbeitern habe ich für Rat und Tat zu danken, insbesondere FEUCHT für die Durchsicht des Manuskripts. Dem Verlag bin ich für die gute Ausstattung und die Herausgabe verbunden. Ganz besonders aber möchte ich mich bei meiner Frau bedanken, die nicht nur bei der Erlernung der Akupunktur mir behilflich war, sondern mir auch für diese Schrift viel Anregung durch fundierte Kritik gegeben hat.

Die Abbildungen entsprechen in der Numerierung nicht immer den Angaben im Text. Da sie aus dem Buch BACHMANN, Leitfaden der Akupunktur, entnommen wurden und dieser teilweise andere Numerierungen verwendet, ist die Lokalisationsangabe im vorliegenden Text maßgeblich und nicht die Numerierung auf den Zeichnungen. Es ist daran gedacht, neue Zeichnungen dem Buche einzufügen, die dann völlig entsprechen.

Erstes Kapitel

DIE EINFACHSTEN FORMEN DER AKUPUNKTUR
UND DIE DAFÜR NÖTIGEN PUNKTE

Lehrsatz der Akupunktur: An die Spitze dieses Buches möchte ich einen Satz meines zu früh verstorbenen Lehrers DE LA FUYE stellen, der die Möglichkeiten und Grenzen der Akupunktur wohl am besten umreißt: „Die Akupunktur verwendet Einstiche mit Gold- und Silbernadeln an genau festgelegten Hautpunkten, die spontan- oder druckschmerzhaft sein können, bei funktionellen, reversiblen Erkrankungen oder Störungen zu diagnostischen und/oder therapeutischen Zwecken". Wenn man diesen Satz in seine einzelnen Bestandteile zerlegt, so ergibt sich daraus gleich der stufenweise Aufbau dieses Buches, sowie der Akupunktur schlechthin. Da diese Therapieform zu den ältesten, heute noch gebräuchlichen medizinischen Methoden gehört, dürfen wir annehmen, daß sie sich ursprünglich daraus entwickelt hat, eine schmerzende Stelle durch Druck oder zarte Massage lindernd zu beeinflussen. Das tut heute noch jede Mutter ihrem Kinde, und man tut es selbst, man könnte sagen reflektorisch, in solchen Fällen.

Primitive Akupunktur oder das locus-dolendi-Stechen: Diese Form ist heute noch in Ost-Asien sehr verbreitet, wird meist von Nicht-Ärzten gleich auf der Straße praktiziert und erfordert keine großen Vorkenntnisse. Die Nadel wird über der schmerzenden Stelle mehr oder minder tief eingestochen (meist werden dabei Einstichtiefen von 4 bis 20 mm nicht überschritten) und entweder sogleich oder nach einigen Minuten wieder entfernt. Die schmerzlindernde Wirkung ist meist eine sofortige, jedoch hält die Wirkung nicht immer längere Zeit an. Auch wir verwenden heute noch gelegentlich diese Form, insbesondere bei lokalen Muskelkrämpfen, wie sie in der Sportmedizin nicht selten vorkommen. Aber auch bei den verschiedensten Algien wird man diese Form des Nadelstechens an lokalen schmerzhaften Punkten nicht selten verwenden, jedoch stets nur als zusätzliche Aktion.

Der wache menschliche Geist hatte aber bald bemerkt, daß bestimmten Schmerzen immer wieder gleiche schmerzhafte Hautareale entsprachen. Man hat diese Punkte festgehalten, in ihrer Topographie und Indikation katalogisiert und besaß bald ein Verzeichnis solcher, immer wiederkehrender Hautpunkte bei bestimmten Krankheiten. Da die Akupunktur aus dem alten China stammt, wurden diesen Punkten sehr bald blumige Namen gegeben, mit denen man sich aber heute nicht belasten braucht.

Meisterpunkte: Die Punkte, die sich bei der Behandlung bestimmter Krankheiten oder Schmerzzustände besonders bewährten, nannte man Meisterpunkte. Da man genaue pathologische Unterscheidungen damals noch nicht kannte, nannte man sie nach dem Organ oder der Funktionsgruppe, auf die sie den größten Einfluß hatten. So sprechen wir heute noch von einem Meisterpunkt des Magens, einem der Muskulatur, des Zwerchfelles usw. Diese Meisterpunkte wurden bei allen Erkrankungen verwendet, bei denen das entsprechende Organ oder die Funktion gestört waren, ohne Rücksicht auf das spezifische Krankheitsgeschehen. Das heißt, sie wurden und werden heute noch bei Hyposekretion des Magens zum Beispiel genauso gestochen wie bei Hypersekretion. Dieser Meisterpunkt des Magens liegt nun 2 Querfinger lateral der dorsalen Medianen beiderseits (also links u n d rechts) zwischen den Querfortsätzen von Thoracale 12 und Lumbale 1. Jeder Magenkranke, gleich um welche spezifische Magenerkrankung es sich handelt, wird seine Schmerzen in diese Gegend transponieren. Der Patient wird das meist nicht selbst auf ein punktförmiges Areal beschränken können, wenn man ihn aber mit einer Sonde oder Ähnlichem in diesem angegebenen Gebiet abtastet, wird er sehr schnell und präzise eine punktförmige Hautzone bis 5 mm Durchmesser angeben. Diese Stelle kann man nun mit Finger oder Instrument massieren, man kann dort einen Schröpfkopf setzen, man kann *Impletol* einspritzen oder eben auch eine Nadel stechen, immer wird der Patient nach kürzerer Zeit eine Änderung seines Zustandes angeben. Wir befinden uns hier sichtlich im Bereich kuti-viszeraler Reflexe. Insbesondere in der Literatur der Ostländer wird die Akupunktur gerne als eine gezielte kutane Reflextherapie abgehandelt, was sie ohne Zweifel auch ist. Aber später werden wir sehen, daß das noch nicht alles ist. Natürlich kann man auch nur den diagnostischen Aussagewert dieser Punkte verwerten. Wenn also, um bei obigem Beispiel zu bleiben, der Patient in der in Frage stehenden Gegend einen spontanen Schmerz angibt, der sich bei der Berührung des eigentlichen Punktes noch verstärkt, so wissen wir, daß wir es mit einer Störung des Organes Magen zu tun haben. Weitere Details können wir aber damit nicht sagen, zumindest nicht mit unserem derzeitigen Wissen, das sich nur auf die Meisterpunkte beschränkt.

Symptomatische Punkte **Symptomatische Punkte:** Im Laufe der Zeit wurden eine sehr große Zahl von Punkten gefunden, die nicht so allgemeine Organwirksamkeit hatten, jedoch bei bestimmten Erkrankungen allein oder in Verbindung mit anderen, auch Meisterpunkten, bessere Ergebnisse brachten. Die Gesamtzahl aller Punkte wird mit etwa 750 angegeben. Natürlich braucht man in der täglichen Praxis bei weitem nicht alle diese Punkte, insbesondere nicht der Anfänger. Für ihn sollen überhaupt nur die wichtigsten, stets verwendbaren Punkte hier angeführt werden. Einige dieser Punkte kennt jeder Mediziner sowieso, zum Beispiel die Valleixschen Druckpunkte. Sie haben auch in der Akupunktur die gleiche diagnostische Aussage, dienen aber gleichzeitig auch der gezielten Therapie. Hier wird der Unterschied in der Bewertung sensibler Hautpunkte seitens unserer Medizin und der chinesischen besonders klar. Oft haben diese Punkte nur eine einzige spezifische Wirkung, manchmal auch mehrere, selten ist ihre Wirkung breit gestreut. Das gilt aber nur dann, wenn sie als Einzelpunkte verwendet werden. Die übliche Form aber ist die Kombination mehrerer Punkte, auf ein bestimmtes Ziel hin ausgerichtet. Dies gilt nicht nur für die Therapie, sondern auch für die Diagnostik.

Vielleicht darf ich dazu gleich ein Beispiel geben. Vorher muß ich aber noch etwas erwähnen. Um Übersicht in die große Zahl der Punkte zu bringen, bedient man sich einer eigenen Nomenklatur. Ihre Bezeichnung wird in abgekürzter Form angegeben und zur schnelleren Orientierung trägt der einzelne Punkt auf ihnen eine Nummer. Hier sei aber noch bei jedem Punkt die Lokalisation angegeben, da Meridiane und Numerierung noch nicht besprochen wurden.

Setzt man den Fall, es handele sich um Kopfschmerzen und es solle deren Genese geklärt werden, so haben wir grob folgende Möglichkeiten: Wir suchen einen Punkt, der einen halben Querfinger kranial der Mitte des Jochbeines liegt. Ist dieser Punkt stark druckempfindlich, müssen wir als Ursache dieser Kopfschmerzen entweder eine hormonelle Komponente, dies insbesondere bei Frauen, eine Sinusitis oder Rhinitis vasomotoria, oder auch eine Kombination dieser Kopfschmerzen mit Schwindel annehmen. Der Punkt trägt die Kurzbezeichnung G 3. Ist nun gleichzeitig ein Punkt am unteren Ende des Os occipitale in der dorsalen Medianen (LG 16) und einer in der Mitte des ersten Sakralloches (B 31) schmerzhaft, können wir ausschließlich eine hormonelle Komponente festlegen. Sind diese beiden Punkte aber nicht empfindlich, müssen wir einen Punkt in den ventralen Medianen, 2 Querfinger unterhalb des Umbilicus untersuchen. Ist dieser (KG 6) gemeinsam mit dem Schläfenpunkt G 3 druckschmerzhaft, haben wir als Ursache dieser Kopfschmerzen eine Kombination mit Schwindel anzunehmen. Sind aber auch diese Punkte nicht signifikant verändert, müssen wir die Punkte über dem Foramen supraorbitale (B 2) oder am kranialen Ende der Nasolabialfalte (Di 20) tasten. Sind diese sehr sensibel, haben wir eine Rhinitis vasomotoria oder eine Sinusitis als Ursache dieser Cephalea vorliegen. Weitere Ursachen können auf ähnliche Weise gefunden werden wie noch später ausgeführt werden wird.

Behandeln können wir nun mit Akupunktur oder auch mit jeder anderen geeigneten Methode, jedenfalls werden wir sicher unser therapeutisches Ziel erreichen, ohne Umwege zu machen. Das Aufsuchen und Untersuchen dieser Punkte geht zudem sehr rasch. Natürlich kann man gleich die angeführten Punkte, sofern sie sich als indiziert erwiesen haben, auch therapeutisch, mittels Einstich einer entsprechenden Nadel, einsetzen. Solche Kombinationen werden immer wieder angegeben werden, sollen aber keinen Schematismus hervorrufen.

Die energetischen Steuerungspunkte: Dazu müssen zuerst einige Begriffe erklärt werden. Der Begriff der Energie, die dauernd im Organismus in vorgezeichneten Bahnen, eben den vorhin erwähnten Meridianen, zirkuliert, ist für uns neu. Es handelt sich dabei um altchinesisches Überlieferungsgut, das man aber, zumindest als Arbeitshypothese, zunächst beibehalten muß, zumal es in der Praxis richtig funktioniert und sich sehr bewährt hat. Zur Erklärung der nun zu beschreibenden Fakten, haben seinerzeit die Chinesen ihre auch sonst gültigen philosophischen Grundideen verwendet und so die damals noch empirische Medizin oder Akupunktur in eine Wissenschaft transformiert. Die Vorstellung war folgende: Man unterscheidet zwei Kräfte, die das Leben erhalten. Es sind dies das sogenannte *YANG* und *YIN*, die philosophischen Polaritäten, wie hell und dunkel, warm und kalt, Tag und Nacht, Mann und Frau usw. Sie sind im Körper gleichzeitig wirksam und dabei Antagonisten. Ihr völliges Gleichgewicht im Organismus stellt den idealen Gesundheitszustand dar. Sie sind also annähernd mit den beiden Begriffen Sympathikus und Parasympathikus oder besser adrenerg und cholinerg (weil da auch ein energetischer Begriff drinnen steckt) gleichzusetzen. Diese beiden Faktoren *YANG* und *YIN* sind Bestandteile der sogenannten Lebensenergie *TSRI*, die als Summe und Voraussetzung aller Lebensäußerungen definiert wird.

Die Erhaltung dieser Energie und die Herstellung eines möglichst vollkommenen Gleichgewichtes ihrer beiden Hauptanteile *YANG* und *YIN* ist nun das beherrschende Element der altchinesischen Medizin. Dieser Begriff des energetischen Geschehens ist für uns anfangs ungewohnt. Er führt uns aber mitten hinein in das dynamische Gebiet allen physiologischen und pathologischen Geschehens, das beim lebenden Organismus so schwer zu erfassen ist. Daß solche Energien vorhanden sind und daß sie lebenswichtig sind, ist keine Frage, denn schließlich operieren wir ja ständig mit den Begriffen Abwehrkräfte, Widerstand, kräftige Reaktion usw., obgleich diese Faktoren nicht leicht meßbar sind, zumindest nicht in der täglichen Praxis. Daß die Energie verschiedene Formen haben kann, ist uns aus der Physik und Chemie bekannt, ebenso deren Transformierungsmöglichkeiten, wozu das Freiwerden beziehungsweise der Bedarf an Energie bei chemischen Vorgängen am geläufigsten ist. Wenn man aber den Begriff der Energie auf den menschlichen Organismus übertragen will, kommt man zwangsläufig weg vom Denken in kleinen Zellverbänden und hin zu einer ganzheitlichen Betrachtung. Denn nach den anerkannten Grundgesetzen der Chemie kann an Stoff nichts gewonnen werden, aber auch nichts verloren gehen und so müssen bei einem einheitlichen Organismus Verluste oder Gewinne einzelner Partien zu Lasten oder zu Gunsten anderer gehen.

Dies deckt sich mit der Ansicht der alten Chinesen, daß es eine isolierte Schädigung nicht geben kann. Sie versuchen daher, in ihrer Therapie, die Situation des Organismus, die durch die Erkrankung eines Organs und den darauffolgenden physiologischen Regulationsversuch aller Systeme geschaffen wurde, im Sinne einer Rückführung zum normalen (vegetativen) Gleichgewichtszustand zu beeinflussen. Es entspricht nun der Mentalität des Orients, alle Erkenntnisse in bildlicher Form darzustellen. So wird auch hier die Energie mit einem Wasserlauf verglichen, der in bestimmten Kanälen (eben den Meridianen) dauernd fließt und im Bedarfsfall mittels Schleusen (den noch zu besprechenden energetischen Steuerungspunkten) in andere Kanäle übergeleitet oder auch dort zurückgehalten werden kann. Dieser Vergleich ist als Arbeitshypothese sehr anschaulich und brauchbar, denn die Akupunktur will nichts anderes, als die vorhandene Energie richtig zu disponieren, wenn das der Organismus einmal nicht selbst kann.

Zweites Kapitel

ÜBER ENERGIE UND MERIDIANE

Wir haben die Energie *TSRI* schon kurz erwähnt und festgehalten, daß sie aus zwei Anteilen besteht, nämlich *YANG* und *YIN*. Diese beiden Begriffe werden uns durch die gesamte Besprechung der energetischen Akupunktur, also der höheren Stufe dieser Methode, begleiten. Man könnte sie durch adrenerg und cholinerg ersetzen, müßte aber sehr bald immer wieder verschiedene Auslegungen einzelner Fälle einflechten und würde dadurch die Materie unübersichtlich machen. Daher scheint es geboten, diese Begriffe beizubehalten, um so mehr, als sie in allen Standardwerken der Akupunktur verwendet werden und zum Teil weit über unsere enger gefaßten Synonyme hinausgehen.

Quellen der Energie: Es gibt deren verschiedene. Zuerst halten wir eine allgemeine Lebensenergie fest, wie sie dem Neugeborenen von den Eltern her mit auf den Weg gegeben ist. Im Westen bezeichnen wir das mit Konstitution, Entwicklungsreife, Habitus und Erbanlagen. Sie wird bei uns beim Menschen als Gegebenheit hingenommen, in der Tierzucht hingegen wird diesen Fakten größte Bedeutung zugemessen. Auch die alten Chinesen haben mehr Bedacht darauf genommen, insbesondere durch die Möglichkeit, mehrere Frauen zu halten und dadurch verschiedene Erbanlagen unter einem Familiennamen weiterzugeben.

Andere Quellen der Energie sind auch bei uns die gleichen. So die Nahrung, die Atmung äußere Einwirkungen usw., jedoch wurden diese Faktoren anders beurteilt seitens der Chinesen. So unterscheidet man auch *YANG*- und *YIN*-Nahrungsmittel, die in etwa unseren Vorstellungen von anabolischen und katabolischen Kalorien entsprechen. Dadurch wird auch die Diskrepanz zwischen der quantitativ geringen Nahrungsaufnahme und der körperlichen Arbeitsleistung bei der chin. Durchschnittsbevölkerung im Vergleich zu unseren Verhältnissen erklärlicher.

Einige angegebene Quellen der Energie aber sind uns neu, so die sogenannte kosmische Energie. Solche Ausdrücke stimmen uns als Realisten bedenklich. Man könnte sie aber unschwer als Änderungen des elektrischen Kraftfeldes auf der Erde verstehen, worüber später noch an Hand von Forschungen kurz berichtet werden wird. Ich möchte hier einflechten, daß die Chinesen absolut kein mystisches Volk sind, ganz im Gegenteil sehr ausgeprägte Realisten. Sie haben es aber meisterhaft verstanden, durch Einsetzer höherer Gewalten bestimmte Dinge auf der Erde durchzusetzen. So wurden beim Hausbau Geomanten zugezogen, die erforschen sollten, ob die geplante Lage einer Wohnstatt auch den diversen Geistern angenehm sein würde. In Wirklichkeit waren diese Leute begabte Landschaftsarchitekten, auf deren Konto die noch heute erkennbare Schönheit und Organik der chinesischen Landschaft und ihrer Siedlungen geht. Dem menschlichen Vorschlag aber hätten die Bauherren in spe sicher nicht so leicht gehorcht. Übrigens ist es bei uns in vielen Dingen des menschlichen Lebens nicht wesentlich anders.

Eine weitere Quelle der Energie stellt die sogenannte intersexuelle Energie dar. Hiebei handelt es sich um einen entsprechenden Spannungszustand beim Zusammentreffen von Personen verschiedenen Geschlechts. Zur Verdeutlichung sei an Phänomene erinnert, wie sie etwa dann auftreten, wenn einige Herren in einem Eisenbahnabteil sitzen und sich langweilen. Beim Eintritt eines weiblichen Wesens — das weder hübsch noch jung zu sein braucht — ändert sich das Bild schlagartig. Man sieht förmlich Energien in diese Männer strömen, die Haltung wird anders usw. Dieser Vorfall — auch mit umgekehrtem Vorzeichen möglich — erscheint mir den Begriff der intersexuellen Energie am besten zu illustrieren.

Aus welchen Quellen auch immer die verbrauchte Energie ersetzt wird, sie muß in ihrer Summe gleich bleiben. Eine Verminderung führt zum Abbau des Organismus und damit zum Tode. Die vorhandene Energie aber kreist nach Ansicht der Chinesen in vorgezeichneten, geschlossenen Bahnen.

Die Meridiane

Die Meridiane: Wir nennen diese Bahnen in schlechter Übersetzung Meridiane, der originale Ausdruck lautet King's. Es gibt 12 solcher Meridiane oder King's und die Energie zirkuliert in einem vorgezeichneten Rhythmus ununterbrochen in ihnen, wobei jeweils während zweier Stunden jeder Meridian sich in einem Maximalzustand befindet. Die 12 Meridiane sind paarig angeordnet, das heißt spiegelbildlich gleich auf der linken und rechten Körperhälfte. Jeder Meridian (oder King) ist einem Organ oder einer Funktionsgruppe zugeteilt. Diese 12 Meridiane teilen sich nun wieder in 6 *YANG*- und 6 *YIN*-Meridiane, was aber nicht bedeuten soll, daß in ihnen jeweils nur *YANG*- bzw. *YIN*-Energieanteile strömen, sondern diese Bezeichnungen sind von der Funktion des betreffenden Organes abhängig, dem sie zugeteilt sind. So werden nunmehr *YANG*- und *YIN*-Krankheiten unterschieden. Man könnte auch sagen, es handele sich um Krankheiten aus Überfluß *(YANG)* oder Mangel *(YIN)*, aus Hyper- *(YANG)*- oder Hypo-*(YIN-)*funktion. Diese Bahnen sind die Leitlinien für den Energiekreislauf, wobei betont werden muß, daß es sich dabei nicht um den Blutkreislauf handelt, der übrigens den Chinesen lange vor HARVEY schon bekannt war.

Energiekreislauf

Energiekreislauf: Die Energie kreist nun in der Reihenfolge durch den Organismus, in der sich die Meridiane folgen. In der nun folgenden Zusammenstellung wird bereits darauf Rücksicht genommen, daß die auf den Meridianen liegenden Punkte später mit der Kurzbezeichnung erwähnt werden. Daher seien hier auch bereits die verschiedenen Nomenklaturen, ebenso die sogenannten Maximalzeiten angegeben.

Meridian	deutsch	franz.	engl.	Nr.	Maximalzeit
Herz	H	C	H	I	12—14 Uhr
Dünndarm	Dü(D)	IG	SI	II	14—16 Uhr
Blase	B(2)	V	B	III	16—18 Uhr
Niere	N	R	K	IV	18—20 Uhr
Kreislauf-Sexualität	KS	ECS (MdC)	P	V	20—22 Uhr
Dreifacher Erwärmer	3E	TrR	TrW (H)	VI	22—24 Uhr
Gallenblase	G(b)	Vb	GB	VII	24—02 Uhr
Leber	Le	F	Li	VIII	02—04 Uhr
Lunge	Lu	P	Lu	IX	04—06 Uhr
Dickdarm	Di(D)	GI	LI	X	06—08 Uhr
Magen	M	E	St	XI	08—10 Uhr
Milz-Pankreas	MP	RP	SP	XII	10—12 Uhr
Konzeptions g e f ä ß (Jenn-Mo)	KG (JM)	VC	CV	XIII	—
Lenker g e f ä ß (Tou-Mo)	LG (GG)	VG	GV (PV)	XIV	—

Es wurden hier auch die verschiedenen Schreibweisen berücksichtigt, so kommt zum Beispiel Dü genauso vor wie DüD, im französischen ECS neben MdC. Die Numerierungen hängen davon ab, ob man in klassischer Weise mit dem Herz-Meridian oder mit Tagesbeginn (Sonnenaufgang) den Energiekreislauf beginnen läßt (Lu). Die Maximalzeiten entsprechen etwa der Ortszeit, können gering variieren. In diesen Zeiten kann auf einen Meridian am stärksten eingewirkt werden. Die beiden letzten G e -

f ä ß e unter dem Doppelstrich werden natürlich sofort frappieren. Bisher sprachen wir doch immer nur von 12 Meridianen, jetzt stehen auf einmal 14 in der Liste. Diese letzten beiden sind, wie schon aus der Beschreibung hervorgeht, gar keine Meridiane, sondern die einzigen zwei „wunderbaren Gefäße", die wir hier besprechen müssen, weil auf ihnen viele wichtige Punkte liegen. Auf sie wird noch näher eingegangen werden.

Erster Umlauf der Energie: Wir befassen uns nun mit dem groben, topographischen Verlauf der Meridiane und bezeichnen die Folge von 4 Meridianen als Umlauf, weil sie tatsächlich einen solchen bilden, wie wir sehen werden. Der erste Meridian des ersten Umlaufes ist der Herz-Meridian. Er beginnt an der lateralen Brustwand und zieht zu den Fingern (hier zum Kleinfinger). Der Herz-Meridian wird als YIN-Meridian bezeichnet und verläuft als solcher an der Innenseite der Extremität. Hier gleich eine Regel, die zugleich eine wertvolle Hilfe darstellt. Alle YIN-Meridiane verlaufen an den Extremitäten immer innen beziehungsweise volar, alle YANG-Meridiane immer außen beziehungsweise dorsal. Mnemotechnisch dargestellt: Yang... außen, Yin... innen.

Vom Finger läuft die Energie im nächsten Meridian, dem Dünndarm-Meridian (YANG-Meridian) an der Außenseite der oberen Extremität zur Schulter, von dort zieht sie an den Schädel, im gegenständlichen Fall zum Ohrläppchen. Vom Schädel fließt die Energie im Blasen-Meridian (wieder ein YANG-Meridian) über den Rücken (nur bei diesem Meridian in etwas komplizierter Weise in zwei benachbarten Verläufen) und an der dorsolateralen Seite des Beines zu den Zehen (hier zur Kleinzehe). Vom Fuß kehrt sie auf dem Nieren-Meridian (einem YIN-Meridian) über die Innenseite der unteren Extremität und den Rumpf wieder an die Brustwand zurück. (Hier endet der Meridian etwas atypisch am Sternoclavikulargelenk). Damit ist der erste Umlauf geschlossen.

Interessant ist die Reihenfolge YIN-YANG-YANG-YIN. Bei der Erstellung des Schemas wurden jeweils nach zwei Meridianen strichlierte Linien gesetzt. Dies soll andeuten, daß diese beiden Meridiane besondere Beziehungen zueinander unterhalten, über die wir noch hören werden. Wir nennen sie gekoppelte Meridiane oder auch gekoppelte Organe. Sie können mit Hilfe eines besonderen Punktes Energien intern austauschen. Ein solcher Austausch kann aber nur dann stattfinden, wenn die beiden gekoppelten Meridiane in ihrem Energiegehalt quantitativ und qualitativ verschieden sind.

Durch den verschiedenen Lauf an der Außen- beziehungsweise Innenseite der Extremitäten liegen die Anfangs- beziehungsweise Endpunkte der Meridiane stets mehr oder weniger weit voneinander entfernt. Es erscheint dadurch eine Kontinuität des Energiestroms nicht gegeben. Die Verbindung wird in diesen Fällen über sogenannte Sekundärgefäße aufrecht erhalten. Solche Sekundärgefäße werden wir auch bei der Besprechung der Reunionspunkte wiederfinden. In unserer bildlichen „hydraulischen" Schau der Meridiane entsprechen sie den Feilbächen, die als Umleitungsgräben lokaler Art bei Wehranlagen vorkommen.

Zweiter Umlauf der Energie: Auch er erfolgt grundsätzlich wieder in der gleichen Reihenfolge: laterale Brustwand — Finger, Finger — Kopf, Kopf — Zehen, Zehen — laterale Brustwand. Der Reihe nach beginnen wir mit dem Meridian Kreislauf-Sexualität. Er ist ein YIN-Meridian, zieht also von der lateralen Brustwand an der Innenseite der oberen Extremität (radial des Herz-Meridians) diesmal zum 3. Finger. Er dient zwei verschiedenen und sich doch ähnelnden Funktionen. Von den Fingern zieht die Energie (hier vom 4. Finger aus) als YANG-Meridian dorsal über Hand und Arm zur Schulter und weiter bis zum Tragus des Ohres. Dieser Meridian heißt Dreifacher Erwärmer. Sein Name klingt für uns fremd und unwissenschaftlich, er ist aber einprägsam und beschreibt gut seine Funktion. Es handelt sich hier um einen rein funktionellen Meridian, dem also direkt kein eigenes Organ entspricht. Er spiegelt die Summe der Funktionen des Respirations-, Verdauungs- und Urogenitaltraktes wieder und nimmt sowohl auf die Aktion der einzelnen Funktionen, als auch vor allem auf deren Zusammenspiel Einfluß. Darüber hinaus kann man von ihm aus eine Potenzierung der Einwirkung auf einzelne Organe und deren Funktionen erzielen. Wenn wir zum Beispiel eine Störung im Respirationstrakt annehmen, so kann man diese direkt über den Lungen-Meridian behandeln, man kann aber gleichzeitig noch über den Meridian Dreifacher Erwärmer ebenfalls synchron auf diese Störung einwirken. Das gilt auch für seine anderen Funktionsgruppen, wir erhalten dadurch eine Potenzierung der Wirkung. Wieder sind diese beiden Organe miteinander gekoppelt, so wie schon vorher Herz und Dünndarm, Blase und Niere.

Der nun folgende Meridian der Gallenblase (ein *YANG*-Meridian), beginnt wieder am Schädel (lateral der Orbita) und zieht weit lateral an der Vorderseite des Rumpfes und dann, streng lateral, über die untere Extremität zum dorsum pedis und endet an der 4. Zehe. Von dort kehrt die Energie im Leber-Meridian (beginnend an der Großzehe), einem *YIN*-Meridian, über die Innenseite der unteren Extremität und ventral am Rumpf wieder zur lateralen Brustwand zurück. Damit ist der zweite Umlauf geschlossen, wir sehen wieder einen sehr ähnlichen Verlauf, wieder die Reihenfolge *YIN-YANG-YANG-YIN*, wieder je zwei gekoppelte Organe. Hier sind auch die Maximalzeiten interessant, die wir gerade im Falle des Gallenblasen-Meridians (24 bis 2 Uhr) gerne zu bestätigen geneigt sind.

Dritter Umlauf der Energie: Wieder werden wir das gleiche Verlaufsschema vorfinden. Der Lungen-Meridian (ein *YIN*-Meridian) beginnt an der lateralen Brustwand, zieht von dort innen an der oberen Extremität, aber diesmal ganz radial, abwärts und endet am Daumen. Da seine Maximalzeit zwischen 4 und 6 Uhr liegt, also den häufigsten Sonnenaufgangszeiten entspricht, beginnen manche Autoren die Reihenfolge oder Numerierung der Meridiane mit diesem Lungen-Meridian. Er wird gefolgt vom Dickdarm-Meridian, der am zweiten Finger beginnt, dorsal über Handrücken und Arm zieht und am Schädel (hier am oberen Ende der Naso-Labialfalte) endet. Er ist ein *YANG*-Meridian und wird daher wieder von einem solchen gefolgt, nämlich dem Magen-Meridian. Dieser beginnt lateral am Scheitel, zieht etwa in der Mamillarlinie über den Rumpf und mediolateral über das Bein abwärts, bis er an der zweiten Zehe endet. Von dort kehrt die Energie schließlich über den Meridian Milz-Pankreas (wobei interessant ist, daß die Chinesen diese beiden versorgungsmäßig kombinierten Organe schon damals als zusammengehörig klassifiziert haben), einem *YIN*-Meridian, zurück. Er beginnt an der Großzehe und zieht über die Innenseite der unteren Extremität und das Abdomen wieder zur lateralen Brustwand, wo er im 6. ICR. endet. Von hier geht nun die Energie wieder in den Herz-Meridian über und der Kreislauf, mit seinen jeweils drei Umläufen, beginnt von neuem. Der Kreislauf der Energie erscheint somit, zumindest in seinem theoretischen Aufbau, geschlossen.

Untersuchungen der Meridiane: Es werfen sich jetzt einige Fragen auf. Erstens: Kann man die Meridiane, mit ihrem teilweise recht bizarren Verlauf, wie er auf den Bildtafeln sich zeigt, überhaupt wissenschaftlich verifizieren? Nach dem heutigen Stand der Dinge möchte ich diese Frage noch mit nein beantworten. So ist es nicht gelungen, für die Meridiane (im Gegensatz zu den Punkten) ein histologisches Substrat darzustellen. Andererseits zeigen die Meridiane, wohl in geringerem Ausmaß als die Punkte, einen deutlich herabgesetzten elektrischen Hautwiderstand. Einige Meridiane entsprechen ganz (zum Beispiel der Herz-Meridian) typischen Schmerzausstrahlungen (**Angina** pectoris), andere teilweise (wie zum Beispiel der Ischiasschmerz auf einem Teil des Blasen-, manchmal auch des Gallenblasen-Meridians). Das führt hinüber zu Arbeiten von Lang und Quaglia-Senta, die die Meridiane als eine Kette von Re-

Dritter Umlauf
der Energie

Untersuchungen
der Meridiane

zeptoren sehen und sie mit anderen Systemen vergleichen. Meiner Meinung nach dürfte es sich bei den Meridianen um Grenzflächen embryonaler Segmente handeln. Es wurden aber darüber noch keine genauen Studien angestellt. Nur MANN hat einmal den Gallenblasen-Meridian speziell untersucht und ihn mit dem Seitenlinienorgan der Fische in Beziehung gebracht.

Es gibt aber auch Vorkommnisse, die die Meridiane deutlich werden lassen. Ein solches Erlebnis hatte ich in meiner Anfangszeit. Es war für mich wichtig, da ich mich gerade an den Meridianen gestoßen habe, deren Existenz und Verläufe anzweifelte und nur zu den Punkten eine Beziehung hatte. Damals existierte überhaupt keine wissenschaftliche Unterlage der Akupunktur und für mich als Chirurgen war es schwer, zu einer solchen Methode Zutrauen zu gewinnen. Es geschah damals Folgendes: Eine über 60 Jahre alte Dame, mir seit etwa 30 Jahren gut bekannt, immer völlig taub, konnte selbst mit Hörapparaten nichts vernehmen und war gezwungen, alles vom Munde abzulesen. Schon als Knabe hatte ich mich über die besondere Sensibilität dieser Dame gewundert, ohne sie allerdings erklären zu können. Als ich gerade mit Studien über Akupunktur begonnen hatte, besuchte ich einmal diese Dame, die mittlerweile in die Provinz verzogen war. Im Verlaufe eines längeren Gespräches klagte sie, wie das im gesellschaftlichen Verkehr mit Ärzten ja leider üblich ist, über diverse Beschwerden, insbesondere über Schmerzen in den unteren Extremitäten. Nun muß ich vorausschicken, daß der Hauptpunkt gegen alle Schmerzen, insbesondere der unteren Extremitäten, der Punkt Blasen-Meridian 60 ist. Er liegt am oberen Rand des Calcaneus in der Mitte der Strecke äußerer Knöchel — Achillessehne. Weiter muß ich noch sagen, daß der Blasen-Meridian an der Wade eine scheinbar unmotivierte Knickung macht. Ich führte damals, viel zu früh für einen Anfänger, schon Nadeln mit mir und erzählte kurz von meinen neuen Studien, da damals die Akupunktur in Österreich noch völlig unbekannt war. Ich setzte dann dieser Dame an obigem Punkt eine Nadel, worauf sie angab, „irgendetwas" zu spüren, das in ganz eigenartiger Weise sich im Organismus propagiere. Auf meine Bitte, mir zu zeigen, wo sie diese Sensation verspüre, zeichnete sie ganz genau den Verlauf des Blasen-Meridians — er ist der längste und besitzt auch eine Verzweigung — auf sich nach. Ich war sehr beeindruckt und probierte auch alle anderen Meridiane an dieser idealen Versuchsperson aus, indem ich jeweils einen markanten Punkt jedes Meridians anstach. Jedesmal zeigte die Dame den Verlauf des entsprechenden Meridians genauestens auf sich auf.

Dieses Phänomen kann man wohl nur dadurch erklären, daß Personen, die eines wesentlichen Sinnes längere Zeit entraten, imstande sein müssen, andere, wahrscheinlich primitivere Rezeptoren einsetzen zu können. Natürlich hängt das auch von der allgemeinen Sensibilität der Personen ab, wie das auch bei besonderer Sensibilität über Punkten der Akupunktur hervorgeht. So kann man beispielsweise Helen KELLER anführen. Sie war blind und taub. Über ihre äußerst sensiblen Handflächen, in die alles für sie hineingesprochen wurde, konnte sie schließlich zwei Doktorate erwerben. SZILLARD zeigte einmal Farbfotos, auf denen er partielle und seltener sogar totale Meridianverläufe in Form eines ausgeprägten Dermographismus nach Punktur einzelner Punkte an seinen ungarischen Patienten festhalten konnte. Die größere Zahl der Patienten spürt aber nicht diese Meridianverläufe, wohl aber die einzelnen Punkte.

Wir halten also fest, daß es elektrophysikalische und funktionelle Beweise für die Meridiane gibt, histologisch waren sie nicht zu verifizieren.

Funktion der Meridiane: Außer dem ausführlich besprochenen Energietransport tragen die Meridiane noch alle wesentlichen Punkte der Akupunktur. Da diese Punkte häufig nicht der Steuerung der Energie dienen, sondern nach ihren Symptomen eingesetzt werden, müßten sie auch über die Meridiane her in diesem Sinne erfaßt werden können. Umgekehrt müßten auch die Meridiane Kriterien aufweisen, die allen auf ihren

Funktion der Meridiane

liegenden Punkten Rechnung tragen. Wir dürfen also bei der Nennung des Meridians nicht nur an das damit verbundene Organ denken, sondern müssen ihn auch über die Resultierende aus den Symptomen aller Punkte, die auf ihm liegen, erfassen. So unterscheiden wir nach der Hauptwirkung:

1. Herz-Meridian	er hat eine deutliche psychische Wirkung.
2. Dünndarm-Meridian	ist schleimhautwirksam und spasmolytisch.
3. Blasen-Meridian	es handelt sich um den Ausscheidungsmeridian.
4. Nieren-Meridian	der Meridian der Dissimilation, außerdem noch durch Nebenniere kreislaufwirksam.
5. Kreislauf-Sexualität	Symptome beider Anteile.
6. Dreifacher Erwärmer	unterstützt Atmungs-, Verdauungs- und Urogenitalfunktion.
7. Gallenblasen-Meridian	psychisch und spasmolytisch verwendbar.
8. Leber-Meridian	Meridian der Assimilation.
9. Lungen-Meridian	Respirationstrakt und wirksam bei allen Stauungen.
10. Dickdarm-Meridian	schleimhautwirksam und Ausscheidungsmeridian.
11. Magen-Meridian	psychisch ausgleichend, sowie auf die Verdauung und Kreislauf wirksam.
12. Milz-Pankreas-Meridian	Hauptmeridian für das Bindegewebe.

Dazu kommen noch die beiden schon erwähnten Gefäße, die keine Meridiane darstellen, nicht im normalen Energiekreislauf eingebaut sind, auf denen sich aber viele wichtige Punkte befinden.

13. Konzeptionsgefäß oder *JENN-MO*. Sein Verlauf ist die ventrale Mediane, seine Wirkung ist allgemein somatisch auf regionale Funktionen, also im Bauchbereich Urogenital- und Verdauungstätigkeit, im Thoraxraum pulmonal und kardial wirksam.

14. Lenkergefäß oder *TOU-MO*. Sein Verlauf ist die dorsale Mediane, er ist in seinen unteren Abschnitten somatisch, insbesondere auf den Urogenitaltrakt wirksam, in seinen oberen wirkt er mehr auf die Psyche.

Diese letzten beiden Gefäße sind natürlich nicht paarig angeordnet.

Zu den Meridianen gibt es aber noch eine Frage, nämlich: wie kann man feststellen, wie die Energie in den einzelnen Meridianen beschaffen ist, wie und wann man sie regulieren kann und muß. Aber davon später.

Drittes Kapitel

DIE VERSCHIEDENEN ARTEN VON PUNKTEN
UND DEREN WISSENSCHAFTLICHE ERKLÄRUNG

Haupt- und Spezialpunkte: Die nun zu besprechenden Punkte dienen dazu, die Energie richtig zu disponieren oder vorhandene Diskrepanzen auszugleichen. Man könnte auch sagen, wir bekämpfen mit ihnen die vorhin dargestellten *YANG*- und *YIN*-Krankheiten. Wir unterscheiden bei jedem Meridian 2 Hauptpunkte und 4 Spezialpunkte. Sie haben verschiedene Funktionen. Beginnen wir mit den Hauptpunkten.

Der Tonisierungspunkt: Er liegt immer auf seinem zugehörigen Meridian und dient dazu, im Falle eines Mangels an Energie in seinem Meridian (und damit auch im zugehörigen Organ oder Funktion) solche dorthin zu dirigieren. Wir nennen diese Energiezufuhr Tonisierung oder Tonifikation. Der Tonisierungspunkt wird dazu im allgemeinen mit der Goldnadel gestochen, da die Chinesen dem Gold und überhaupt allen „roten" Metallen tonifizierende Eigenschaften zuschreiben. Natürlich kann der Tonisierungspunkt aber auch rein symptomatisch verwendet werden. In der Akupunktur gibt es nämlich ein aut-aut nur sehr beschränkt, vielmehr muß man sie als ein vielschichtiges Phänomen sehen. Es kann also ohne weiteres möglich sein, daß ein Tonisierungspunkt einmal nur als locusdolendi-Punkt verwendet wird, ein andermal nur auf Grund seiner Symptome und schließlich, in der obersten Stufe der Akupunktur, eben als Tonisierungspunkt zur Steuerung des Energieflusses.

Der Sedativpunkt: auch er liegt immer auf seinem zugehörigen Meridian und dient dazu, im Falle eines Überschusses an Energie im betreffenden Meridian diesen wegzuleiten. Wir nennen die Energieabfuhr Sedierung oder Sedation, der Sedativpunkt wird im allgemeinen mit der Silbernadel gestochen, da die Chinesen dem Silber und allen „weißen" Metallen sedierende Eigenschaften zuschreiben. Auch hier gilt das beim Tonisierungspunkt Gesagte über die verschiedenen Einsatzmöglichkeiten. Zu betonen wäre noch, daß auch die Symptomenliste eines Sedativpunktes in erster Linie Zustände aufweist, die der Sedierung bedürfen und vice versa verhält es sich auch beim Tonisierungspunkt.

Nach diesen beiden Hauptpunkten wenden wir uns nun den sogenannten Spezialpunkten zu. Wir beginnen mit dem

Quellpunkt: dieser Punkt dient zur Unterstützung des jeweiligen Hauptpunktes, das heißt, seine Wirkungsweise ist abhängig vom jeweils gleichzeitig mitgegebenen Hauptpunkt und (nach Ansicht der Chinesen) auch vom jeweiligen Metall der Nadeln, die in diese beiden kombinierten Punkte eingestochen werden.

In der Praxis sieht das so aus, daß zum Beispiel im Falle eines Energiemangels größeren Ausmasses der Tonisierungspunkt allein nicht ausreichend oder nicht schnell genug in der Lage wäre, das energetische Defizit des betreffenden Meridians aufzufüllen. In so einem Falle wird also gleichzeitig der Quellpunkt mit dazu verwendet und erhöht und beschleunigt so die Wirkung des Tonisierungspunktes. Das gleiche gilt — mit umgekehrtem Vorzeichen — natürlich auch dann, wenn ein Energieüberfluß vorliegt. Hier wird der Sedativpunkt des betreffenden Meridians und sein Quellpunkt zugleich gestochen. Im Falle der Sedierung werden beide Punkte mit der Silbernadel gestochen, im Falle der Tonisierung hingegen beide mit der Goldnadel.

Der Quellpunkt ist also an sich ambivalent und in der Wirkungsrichtung nur abhängig von dem gleichzeitig mitgegebenen Hauptpunkt sowie dem gleichen Material der verwendeten Nadeln.

Der Durchgangspunkt, auch Lo- oder Passagepunkt genannt: Die Wirkungsweise dieses Punktes ist etwas schwieriger zu erklären. Denn dieser Punkt liegt wohl auch immer auf seinem zugehörigen Meridian, seine Wirkung erstreckt sich jedoch noch auf einen zweiten Meridian, den wir seinen gekoppelten nennen. Ich verweise da auf die vorherige Besprechung der Meridiane im Energiekreislauf und erinnere an die strichlierte Linie, die wir jeweils nach zwei Meridianen im Schema gefunden haben. Es handelte sich dabei immer um einen *YANG-* und einen *YIN*-Meridian, die miteinander gekoppelt waren. Sie folgen sich im Kreislauf der Energie jedoch nicht in einer Reihenfolge 1 und 2, 2 und 3, 3 und 4 usw., sondern vielmehr in einer solchen von 1 und 2, 3 und 4, 5 und 6 usw. Mit anderen Worten, es gibt hier keine konsekutive Verbindung zweier Meridiane, sondern eine streng paarige. Diese einzelnen Paare haben besondere Eigenschaften, auch besondere Beziehungen zueinander, auf die später noch einmal eingegangen werden wird.

Mittels des Durchgangspunktes sowohl des einen als auch des anderen gekoppelten Meridians kann quasi ein interner Energieaustausch stattfinden. Der Durchgangspunkt wird dann eingesetzt, wenn in einem Meridian eine energetische Fülle, in seinem gekoppelten aber ein energetischer Mangel herrscht. Im allgemeinen wird vom energiereichen zum energiearmen Meridian abgeleitet, jedoch gibt es hier auch gegenteilige Ansichten. Wir halten fest: Durch den Durchgangspunkt spart man im Falle unterschiedlicher energetischer Verhältnisse in zwei gekoppelten Meridianen Nadeln ein. Denn sonst müßte man im starken Meridian den Sedativpunkt, eventuell auch noch den Quellpunkt stechen, im schwachen den Tonisierungspunkt und vielleicht auch noch den Quellpunkt dieses Meridians. So kann man das Gleiche mit einer Nadel im Durchgangspunkt eines, wie gesagt, meist des stärkeren Meridians, erzielen.

Der Alarm- oder Heroldspunkt: er ist ein weiterer Spezialpunkt. Er kann, muß aber nicht auf dem zugehörigen Meridian liegen. Es gibt auch Meridiane, die mehr als einen Alarmpunkt haben. Er ist meist spontan empfindlich, oft sogar richtig schmerzhaft, aber nicht nur, wie man auf Grund seines Namens annehmen könnte, bei akuten, sondern weit mehr bei chronischen Störungen eines Meridians beziehungsweise eines Organs, das zu dem Meridian eine besondere Beziehung hat. Er soll im Falle der spontanen Sensibilität immer in eine Behandlung eingebaut werden, hat aber auch bedeutenden diagnostischen Wert gerade für denjenigen, der das Gedankengut der Akupunktur lediglich in dieser Hinsicht auszuwerten gedenkt.

Der Alarm- oder Heroldspunkt

Der Zustimmungs- oder Assentimentpunkt: er liegt, welchem Meridian oder zugehörigen Organ auch immer er zugeteilt sein möge, stets auf dem sogenannten Blasen-Meridian, und zwar auf dessen erstem Verlauf am Rücken, etwa 2 Querfinger lateral der dorsalen Medianen, jeweils zwischen zwei Querfortsätzen benachbarter Wirbel. Diese Punkte kommen unserem segmentalen Denken am ehesten entgegen. Sie sind sowohl diagnostisch als auch therapeutisch von großem Wert, sowohl bei akuten als auch insbesondere bei chronischen Erkrankungen, offenbar als zusätzliche Wirkung des Sedativpunktes. Sie werden später noch ausführlich behandelt werden.

Der Zustimmungs- oder Assentimentpunkt

Damit haben wir die Haupt- und Spezialpunkte besprochen und wenden uns weiteren außergewöhnlichen Punkten zu.

Der Reunionspunkt: diese Punkte haben die Eigenschaft, durch Querverbindungen mehrere Meridiane (und damit auch mehrere Funktionen) zu einer gemeinsamen Aktion zu verbinden. Man wird von ihnen aus eine bedeutend breitere Wirkung auf gestörte Funktionen und funktionelle Komplexe erzielen können. Gleichzeitig wird man, wie beim Durchgangspunkt, einige Nadeln ersparen können und so die Behandlung für den Patienten angenehmer gestalten. Für die Differentialdiagnose sind sie etwas schwieriger zu verwenden, besonders für den Anfänger. Zeigen sie sich spontan sensibel, so gilt es geradezu als Kunstfehler, sie nicht einzubauen.

Der Reunionspunkt

Zwei von ihnen möchte ich schon hier als Beispiel anführen. In der dorsalen Medianen finden wir auf der Dornfortsatzspitze von Zervikale 7 den Punkt LG 13, unseren wichtigsten Punkt zur Behandlung des Zervikalsyndroms und der zervikalen Migräne. In der ventralen Medianen liegt unmittelbar distal der Xyphoidspitze der Punkt KG 15, der Punkt zur Behandlung des Roemheldschen Symptomenkomplexes.

Der Punkt LG 13 wird auch die „Spinne" genannt. Wenn man weiß, daß von ihm aus Querverbindungen, sogenannte Sekundärgefäße, zu einer Reihe von Punkten ziehen und man diese zeichnerisch auf einer Nackenansicht festhält, gewinnt man den Eindruck einer Spinne, die im Netz sitzt.

Die direkt mit LG 13 verbundenen Punkte sind: LG 16, B 10, G 20, 3 E 15, Di 15, Dü 9, B 39.

Man kann also, anstatt alle diese Punkte einzeln zu geben, sie in ihrer Gesamtheit durch allein LG 13 ersetzen.

Will man aber eine bestimmte Modalität oder Indikation eines der verbundenen Punkte besonders betonen, so kann man ihn ohne weiteres einbauen. Beispiel: Zervikale Migräne mit starker Wetterfühligkeit, ausstrahlend in den Vorderschädel. Kombination: LG 13, 3 E 15, 3 E 22, 3 E 17, B 2, PdM, G 14.

Kardinalpunkte: Dazu bedarf es wieder einer kleinen Vorrede. Diese Punkte sind Einschaltpunkte der sogenannten „außergewöhnlichen Gefäße oder Mo". Hierbei handelt es sich, um beim vorherigen Vergleich der Energie mit geregelten Wasserläufen zu bleiben, etwa um Stauseen, aus denen beziehungsweise in die in krassen Dysregulationsfällen Energie rasch umdisponiert werden kann. Die Kardinalpunkte stellen die Einschaltmechanismen dieser gehobenen Form der Akupunktur dar. Da schon aufgrund des eben angegebenen Beispieles wir hier unter Umständen mit sehr spontanen, raschen, energetischen Veränderungen rechnen können, möge dem Anfänger geraten werden, niemals einen Kardinalpunkt als ersten oder letzten Punkt einer Kombination zu stechen. Denn wenn man ohne Not und ohne größere praktische Erfahrung derartige abrupte und vehemente energetische Vorgänge setzt, kann die sonst völlig unschädliche Akupunktur gelegentlich doch einmal eine Blockierung bringen, auf jeden Fall aber den Behandlungserfolg in Frage stellen. Symptomatisch kann man jedoch auch diese Punkte ohne weiteres in eine Akupunkturkombination einbauen, ohne schädliche Nebenwirkungen gewärtigen zu müssen.

Punkte außerhalb der Meridiane und persönliche Punkte: Es gibt auch einige Punkte, die nicht auf den Leitlinien oder Meridianen liegen. Sofern sie wichtig sind, werden wir sie bei der Abhandlung der wesentlichen Punkte erwähnen. Diese Punkte sind immer vorhanden, haben aber keine direkte Beziehung zur Regulation der Energie. Nach den heute vorliegenden Unterlagen, besonders von PETRICEK und ZEITLER, können wir sie vielmehr als Satellitenpunkte ansehen. Die von den genannten Autoren angegebene Nomenklatur erscheint sinnvoll und leicht praktikabel. Liegt ein Punkt mit gleichen oder ähnlichen Indikationen in der Nähe eines bekannten Punktes (etwa M 36 auf dem betreffenden Meridian, so wird seine Benennung, je nach kürzester Entfernung zum bezüglichen Meridianpunkt, als 36—1 bzw. 2, 3, 4 usw. lauten. Liegt der Satellitenpunkt außerhalb des Meridians (medial oder lateral davon), entspricht ihm aber ganz oder mehrheitlich, so ist seine Bezeichnung, ebenfalls abhängig von der Distanz zum Meridianpunkt, z. B. M 36—01, 02, 03, 04 usw. Durch diese Bezeichnung (die auch einer späteren statistischen Erfassung durch Computer am ehesten entsprechen) erspart sich der Leser das separierte Studium der sogenannten „Neupunkte, Punkte außerhalb der Meridiane, Extra-points, points curieux" usw. Anders verhalten sich die persönlichen Punkte. Sie treten nur bei einzelnen Individuen auf und auch hier nur temporär. Sie sollten stets in eine Behandlung mit eingebaut werden. Ihr Verschwinden nach einer Behandlung läßt prognostisch günstige Schlüsse zu.

Wir haben damit wieder den Kreis geschlossen. Ausgehend von der primitivsten Form der Akupunktur, des Nadelstechens am schmerzenden Punkt, über die symptomatische Verwendung ausgewählter Punkte zur Steuerung der Energie mittels der Haupt- und Spezialpunkte. Vom komplexen Behandlungsmodus mit den Reunionspunkten und der Notfallsteuerung der Energie mittels der Kardinalpunkte zurück zu den primitiven persönlichen Punkten.

Kardinalpunkte

Punkte außerhalb der Meridiane und persönliche Punkte

Bevor ich aber nun Beweise und Forschungsergebnisse zu dem eben Gesagten anführe, möchte ich nochmals betonen, daß der beste Beweis für eine Methode ihr verläßliches Funktionieren in der Praxis ist. Da dieses Buch aber für die Praxis gedacht ist, soll aus den verschiedenen Arbeiten nur das Wichtigste herausgeholt werden.

Forschungen über verschiedene Phänomene der Akupunktur: Solange die Akupunktur im Abendland bekannt ist, hat es nicht an Versuchen gefehlt, sie entweder zu beweisen oder zu verwerfen. Wieder stand der Punkt im Zentrum des Interesses. Wie unterscheidet er sich von seiner Umgebung? Er tut dies in ganz verschiedenen Arten. Zuerst hat jeder halbwegs sensible Mensch beim Betasten einzelner Hautareale an bestimmten, relativ kleinen, punktförmigen Hautstellen ein „anderes" Gefühl als an benachbarten Stellen. Der gleiche Druck, mit einem entsprechend kleinen Gegenstand, wird an benachbarten Punkten also verschieden wahrgenommen. Der Durchmesser eines solchen Punktes ist relativ klein, etwa 3—5 mm, so daß die Palpation mit der Fingerbeere nur den Geübten sicher an den Punkt heranführen kann. Diese, in ihrer Sensibilität sich anders verhaltenden Punkte der Haut, konnten rasch als mit den Punkten der Akupunktur identisch verifiziert werden.

Elektrische Widerstandmessung an Hautpunkten: Da aus der klassischen Überlieferung eine Verbindung der Hautpunkte zur Regelung der Energie bekannt war, dachte man sich die Energie in erster Linie als elektrische Energie und versuchte nun, deren Werte an den Punkten zu untersuchen. Tatsächlich zeigten diese Punkte elektrisch ein anderes Verhalten als ihnen unmittelbar anschließende Areale äußerlich gleich gebauter Haut. Sie konnten als Zonen herabgesetzten elektrischen Hautwiderstandes aufgezeigt werden und bald wurden Meßgeräte zur Lokalisation der Punkte auf dieser Basis von der Industrie herausgebracht. Es gibt heute eine Reihe solcher Geräte, so das von SEDAT, ELIN, SVESA, KINDLING und das von VOLL, um nur einige zu nennen. Das letztgenannte geht in seiner Anwendungsmöglichkeit weit über die Punktsuche bzw. -lokalisation hinaus und auf ihm beruht die von VOLL begründete Elektro-Akupunktur. Auch sie verwendet das Gedankengut und die Punkte der klassischen Akupunktur, benützt jedoch üblicherweise keinen Nadelstich, sondern versucht den energetischen Ausgleich an den jeweiligen Punkten mittels elektrischer Ladung beziehungsweise Entladung zu erzielen. Es würde hier zu weit führen, näher darauf einzugehen, vor allem gibt es aber weit Berufenere als mich, darüber zu berichten.

Die Messung dieser Punkte geht so vor sich, daß eine punktförmige Elektrode, die der Untersucher lenkt, auf die in Frage kommende Hautpartie aufgesetzt wird, während die zweite Elektrode der Patient in der Hand hält. Systematisch wird nun die Punktelektrode immer wieder auf die Haut aufgesetzt, so daß ein Meßbereich neben den anderen zu liegen kommt. Ist der Punkt voll getroffen, so findet am Meßgerät entweder ein Zeigerabfall statt, bei anderen Geräten ist stattdessen auch ein Lichtsignal oder ein Summton vorgesehen. Diese Geräte eignen sich einerseits für den Anfänger, denn sie befreien ihn von der Furcht, die gesuchten Punkte nicht zu finden und machen ihn zusehends mit der Lage der Punkte auf der Haut vertraut. Andererseits dienen sie auch zur Kontrolle für den wissenschaftlich Tätigen. So wurden zum Beispiel die Punkte für die Arbeit des Wiener Histologen KELLNER, von der wir noch hören werden, mittels solcher Geräte von FEUCHT vorher bestimmt.

Die Schwierigkeiten solcher Messungen sollen nicht vorenthalten werden. Vor allem ist es die unterschiedliche Feuchtigkeit der Haut an verschiedenen Abschnitten, die auch noch durch den Zeitfaktor bei längerer Untersuchungsdauer zusätzlichen Veränderungen unterliegen kann. Zum Zweiten ist es der unterschiedliche Aufsetzdruck der Elektroden durch den Untersucher. Beide Faktoren versuchte man durch Entfeuchtung beziehungsweise gleichmäßige Befeuchtung des zu untersuchenden Areals einerseits, andererseits durch Konstruktion von Suchelektroden mit Druckkonstanten zu verhindern. Die elektrische Hautwiderstandsmessung hat ihre Tücken, jedoch ist es in der Praxis weit weniger bedeutungsvoll, ganz genaue Werte zu erhalten, da die Herabsetzung auf dem Akupunkturpunkt so kraß ist, daß auf jeden Fall eine eindeutige Anzeige gegeben ist. Wir dürfen festhalten, daß die Punkte der Akupunktur mittels Apparaten aufgesucht werden können. Sie werden als kleinste Stellen herabgesetzten elektrischen Hautwiderstandes angesprochen. Sie unterscheiden sich dadurch deutlich von ihrer unmittelbaren Umgebung, sind jedoch nur relativ meßbar.

Elektrisch vorzügliche Punkte der Haut: Diese Bezeichnung stammt von dem Wiener Physiker MARESCH, der im Rahmen von Untersuchungen über die Wetterfühligkeit des Menschen ebenfalls an einzelnen kleinsten Hautarealen besonderes elektrisches Verhalten feststellen konnte. Er führte mittels des Benndorf-Elektrometers Messungen des luftelektrischen Potentials durch. Bei unbestimmten Wetterlagen fand er im luftelektrischen Feld — in dem sich natürlich auch der Mensch bewegt und in dem der normalgroße Erwachsene einer Spannung von etwa 200 Volt ausgesetzt ist — eine beträchtliche elektrische Unruhe. Diese wurde als eine Folge von Feuchtigkeitssprüngen (das sind ungleichmäßige Änderungen des Feuchtigkeitsgehalts in den verschiedenen Luftschichten) und einer Inversion (das ist die Änderung des normalen Phänomens des Absinkens der Temperatur mit zunehmender Höhe, das bei der Inversion vermindert, ja sogar ins Gegenteil verkehrt sein kann) erkannt. Durch die Einwirkung dieser beiden Faktoren wird nun das gesamte luftelektrische Feld verändert. Sie können daher physikalisch auch als elektrische Generatoren angesprochen werden. Besteht nun bei einem Individuum Wetterfühligkeit, so müssen Rezeptoren vorhanden sein, die auf die geänderten elektrischen Verhältnisse ansprechen. Sie werden vor allem in der Haut zu suchen sein. Die Untersuchung der Haut wurde mit einer Versuchsanordnung, bestehend aus einem Oszillographen, einem Rechteckspannungsgenerator und zwei Körperelektroden durchgeführt, und zwar in der Weise, daß zwei Stromkurven in konstanter Zeit dargestellt wurden. Die erste Kurve hatte die Werte 25 Kiloohm und 0,1 Mikrofarad, die zweite 50 Kiloohm und 0,05 Mikrofarad. Diese Werte wurden auch an einem Phantom, bestehend aus einem Ohmschen Widerstand, der mit einem Kondensator in Serie geschaltet ist (also dem Grundschaltbild der Haut), verglichen. Man sah nun an der Haut Veränderungen dieser beiden Standardkurven, wobei Areale festgestellt wurden, die ein anderes elektrisches Verhalten zeigten, als benachbarte andere, ebenfalls kleinste Areale. Diese veränderten Kurvenbilder lassen nun den Schluß zu, daß an den von MARESCH gefundenen Körperstellen, die als elektrisch vorzügliche Punkte der Haut angesprochen wurden, ein Substrat vorhanden sein muß, das als für diese Veränderungen maßgeblich beziehungsweise verantwortlich zu bezeichnen ist. Es scheint sich dort um eine Verriegelung des Reizes zu handeln, die für die Erklärung der Wetterfühligkeit sehr bedeutsam scheint und darüber hinaus auch durch die Ähnlichkeit des Verhaltens oberflächenaktiver Substanzen unter ähnlichen elektrischen Meßkonditionen, Interesse hervorzurufen geeignet ist. Besonders wichtig ist die Tatsache, daß die verwendeten, sowie die gemessenen elektrischen Größen den biologisch vorkommenden durchaus entsprechen.

Wir halten fest, daß Störungen des luftelektrischen Feldes an bestimmten, kleinen Hautarealen meßbare und simulierbare Änderungen von elektrischen Werten hervorrufen können. Die so dargestellten Punkte werden als elektrisch vorzügliche Punkte der Haut bezeichnet und decken sich mit Akupunkturpunkten. Da diese Punkte als Rezeptoren angesehen werden müssen, sollte an ihnen auch ein entsprechendes Substrat vorhanden sein, das durch seinen Aufbau diese Phänomene erklärt. Es rückt dadurch die Histologie des Akupunkturpunktes in den Vordergrund des Interesses. Aber vorerst gilt es, die Haut als Trägerin dieser Punkte näher kennen zu lernen.

Bau und Funktion der Haut: Genauso heißt eine für den Akupunkteur grundlegende

Elektrisch
vorzügliche
Punkte der
Haut

Bau und
Funktion der
Haut

Schrift des schon zitierten Wiener Histologen KELLNER. Deren Lektüre kann jedem, an Hautreizmethoden jeglicher Art Interessierten nur wärmstens empfohlen werden. Wieder soll hier nur das für uns Wesentliche hervorgehoben werden. Die Haut hat nicht nur eine mechanische Schutzfunktion, sondern sie vermittelt auch zur Umwelt und ist ein vielfältiges Sinnesorgan. Ferner nimmt sie an der Regulation des Gesamtorganismus in entscheidender Weise teil. Für alle diese Aufgaben besitzt sie auch die nötigen Einrichtungen. Als solche figurieren in erster Linie die Blut- und Lymphgefäße sowie die Nerven, ferner noch die Meißner- und Krause'schen Körperchen, die Ruffini'schen Endbüsche sowie freie Nervenendigungen. Die Grundfunktionen der Haut werden von zellulären Einrichtungen durchgeführt, wobei diese wiederum hinsichtlich ihrer Leistungen von dem sie umgebenden Milieu abhängig sind. Weiters zeigt KELLNER verschiedene Formen von Gefäßkurzschlüssen, so die einfachen arterio-venösen Anastomosen in ihren verschiedenen Phasen als auch die Hoyer-Grosserschen (oder Glomus-) Organe und erklärt den Einfluß dieser Stromregulation des Blutes als effektorische Leistung für die Füllung des Interstitiums. Es finden sich auch kutane Spalten, die zu Gefäßen und glatten Muskeln in Verbindung stehen und an den Quellungsvorgängen des Papillarkörpers maßgeblich beteiligt zu sein scheinen. Interessant ist die nervale Versorgung dieser Muskeln. Es handelt sich um adrenerge, mark- und scheidenlose Nerven mit verschiedenen Verläufen und Endformationen. Dadurch müssen auch sie vom umgebenden Milieu abhängig sein. Das Milieu und seine Änderungen wird also später bei der Besprechung der Regulation noch sehr interessieren.

Histologie des Akupunkturpunktes

Histologie des Akupunkturpunktes: Man hatte schon früher versucht, aus normalen histologischen Schnitten, die Akupunkturpunkte mit einschlossen, einen spezifischen Aufbau des Punktes herauszuarbeiten. Jedoch konnte man nie ein typisches Substrat feststellen und war also der Meinung, der Akupunkturpunkt hätte keines, wäre also bestenfalls eine kutane Projektion oder einfach überhaupt nicht existent. Es war also zu Beginn der Zusammenarbeit mit KELLNER klar, daß man den Punkt nicht in der üblichen histologischen Art untersuchen konnte. Es wurde daher die Entnahme von Hautstanzen an den Punkten, aber auch an Meridianen und, im akupunkturistischen Sinne blanden Hautarealen, zum Vergleich beschlossen, die sodann in 250 bis über 300 Serienschnitte zerlegt wurden. Es wurden dann von 24 Akupunkturpunkten (und anderen Hautarealen) höchstens 2 Stunden post mortem Hautstanzen mit einem Durchmesser von 5 bis 7 mm entnommen und in obiger Weise präpariert und katalogisiert. Die nun folgenden Aussagen dieser Untersuchungen konnten schließlich aus einem Material von 11 137 histologischen Schnitten gewonnen werden, der Fehler der kleinen Zahl oder Zufallsergebnisse fallen dadurch weg. Es zeigte sich dabei, daß an den verschiedenen Akupunkturpunkten — im Gegensatz zu den Meridianen und den „blanden" Hautstellen — die Zahl verschiedener Endigungen signifikant vermehrt ist, und zwar an den verschiedenen Akupunkturpunkten auch hinsichtlich ihrer Zusammensetzung. Es wurde unterschieden nach Meißnerschen Körperchen, Krauseschen Körperchen, Glomusorganen (oder auch Hoyer-Grosser'sche Organe genannt) sowie nach glatten Muskelzellen. Diese Ergebnisse zeigten eindeutig, daß den Akupunkturpunkten auch histologisches Substrat zugrunde liegt, das zu den von MARESCH geforderten elektrophysikalischen Leistungen fähig ist.

Gerade in den Beginn dieser Arbeiten platzte ein Buch des Nordkoreaners KIM BONG HAN über das sogenannte Kyungrak- oder vierte System. Darin fanden sich Bilder von eigenartigen Körperchen und Gängen, die von dem Autor als das Substrat der Akupunktur an Punkten und Meridianen interpretiert wurden. Obgleich der Text zu den Bildern nicht immer die bei uns üblichen histologisch-technischen Details aufwies, waren auch KELLNER solche Gebilde schon verschiedentlich in den bereits vorhandenen Schnitten aufgefallen. Dies schien die ganze eigene Arbeit unnötig zu machen.

Durch Untersuchung dieser Schnitte mit der Polarisationsmikroskopie — wobei nur solche Schnitte ausgewählt wurden, die den von BONG HAN veröffentlichten gleichwertig waren — zeigten sich jedoch bald diese Gebilde als Fremdkörperriesenzellen auf der Basis von Talkumkristallen. Daher kann man heute das Kyungrak-System als wissenschaftlich nicht haltbar ablehnen. Das ist auch aus einem anderen Grund richtig. Denn lägen allen Punkten und auch den Meridianen ein einheitliches Substrat zugrunde könnte es ja keine, von uns aber behauptete und in der Praxis bestätigte, spezifische Aktion der verschiedenen Punkte mehr geben, zumindest wäre sie sehr eingeschränkt.

Wir halten also wieder fest: die Akupunkturpunkte zeigen sich histologisch in besonderer Untersuchungsmethode als Anhäufung von Endgebilden mit rezeptorischen und effektorischen Eigenschaften. An den einzelnen untersuchten Punkten sind sie nach Zahl und Art different, gestatten daher die Annahme differenter spezifischer Leistungen, wie sie uns aus der Praxis bekannt und vertraut sind. Die unmittelbare Umgebung sonst gleicher Hautareale weist diese Anhäufungen nicht auf, es besteht also ein klarer Unterschied zwischen dem Punkt und seiner Umgebung. Dies geht besonders deutlich aus einer Schnittserie hervor, die nicht ganz en plein getroffen wurde. Hier sieht man auf einem Schnitt beide Anteile nebeneinander, aber doch in ihrem Aufbau deutlich verschieden. Das sogenannte Kyungrak-System eignet sich nicht zur wissenschaftlichen Erklärung der Akupunkturpunkte.

Zur Funktion der Haut: Natürlich ist hier nicht der Ort, alle Funktionen der Haut aufzuzählen, es soll nur auf einige, die Akupunktur berührende Besonderheiten eingegangen werden. Wie schon erwähnt, gibt es nur wenige, sensorisch feststellbare, punktförmige Areale der Haut, die in den Untersuchungsmodus unserer Medizin fix eingebaut sind. Es handelt sich dabei um die Valleixschen Druckpunkte, den Boas'schen Druckpunkt, meiner Meinung nach ist auch der McBurneysche Punkt hinzuzuzählen, sowie die Virchowsche Drüse, die wohl keinen Punkt darstellt, im Falle des Magenkarzinoms aber als Testgegend in Frage kommt.

Zur Funktion der Haut

Weit mehr hat sich bei uns die Beobachtung von Reflexzonen durchgesetzt. Die Headschen Zonen sind allgemein bekannt. In Ansehung der Arbeiten KELLNERs hat BERGSMANN bei der Untersuchung der Haut jedoch noch eine Reihe anderer Kriterien solcher Zonen angeführt. So berücksichtigt er neben einer genauen Inspektion besonders die Palpation einzelner Hautpartien. Wenn wir an die veränderten Quellungszustände des Papillarkörpers denken, erscheint diese Methode durchaus logisch. Tatsächlich kann aber der geübte Akupunkteur Punkte als Orte veränderten Quellungszustandes palpatorisch verifizieren. Nach erfolgreich beendeter Therapie hat sich diese Quellung verloren und ist diesbezüglich mit der umgebenden Haut gleich. Neben den Änderungen der elektrischen Meßwerte, wie sie oben besprochen wurden, zeigt auch die Infrarotabstrahlungsmessung an Punkten und kleinen Zonen veränderte Werte. Ebenso finden wir Veränderungen von Art und Intensität des Dermographismus, von künstlich erzeugten Erythemen, der Kapillarmikroskopie der Endstrombahnen, schließlich auch aus dem Vergleich der Leukozytenzahlen aus verschiedenen Körperabschnitten. Besonders bei einseitigen Prozessen müßten diese letzteren Veränderungen besonders kraß sein. BERGSMANN als Phthisiologe hat solche Untersuchungen bei einseitigen pulmonalen Prozessen in einer Reihe von Fällen vorgenommen. Er fand solche eindeutigen Unterschiede bei einseitigen, spezifischen und unspezifischen Entzündungen der Lunge, ebenso wie bei Karzinomen, im Kapillarblut beider Schultern. Unter bestimmten Voraussetzungen fand er sie analog, wenn auch in etwas abgeschwächter Form, im Blut der Fingerbeeren. Es handelte sich dabei nicht nur um quantitative, sondern auch um qualitative Unterschiede im weißen Blutbild, die einen Rückschluß auf Veränderungen halbseitiger Art, der Strömungsgeschwindigkeiten der

Endstrombahnen, aber auch der Leistungsfähigkeit des für die Regulation so wesentlichen weichen Bindegewebes erlauben. Diese Vorstellungen kommen den Vorschriften der Akupunktur entgegen, die bei einseitigen Erkrankungen empfehlen, auf der „gesunden" Seite mit der Nadelung zu beginnen, die nur selten eine streng einseitige Behandlung (außer bei unilateralen lokalen Spasmen etwa) zulassen und, wie wir noch sehen werden, auf die Überleitungsmöglichkeiten von gleichen Meridianen beziehungsweise deren energetischen Anteilen auf die Gegenseite hinweisen.

Wir fassen wieder zusammen, daß es an der Haut sowohl punktförmige als auch flächenhafte Areale gibt, die im Erkrankungsfall oft distanter und vor allem tiefer gelegener Organe oder Funktionen in verschiedener Form wahrnehmbar sind oder, besser gesagt, werden. Jedoch nützt unsere Medizin diese Wahrnehmungen lediglich zu diagnostischen Zwecken, sie sieht quasi eine Einbahnstraße, während die chinesische Medizin, besonders in der Form der Akupunktur, die Einwirkung auf das sich so manifestierende Organ von den irritierten Hautzonen aus voraussetzt und auch benützt. Daß dies richtig und möglich ist, kann man an einem Versuch PUDERS nachweisen. PUDER hat gerade an der Lunge (denn an ihr kann man Änderungen relativ leicht feststellen) folgenden Versuch unternommen: wiederholte Einreibungen mit stark reizenden Substanzen auf der Thoraxhaut zeigten im Tierversuch pneumonisch-atelektatische Veränderungen der homolateralen Lunge. Vorerst ist man geneigt, solche Effekte einer Einreibung als eine Propagierung per continuitatem zu betrachten. Als man aber bei diesen Versuchen die Kontinuität durch einen Pneumothorax unterbrach, zeigten sich die gleichen Veränderungen. In dieses Kapitel dürfte auch der negative Effekt anderer hautreizender Faktoren, wie zum Beispiel starke Insolationen, hineingehören.

Wir halten also fest, daß es Beweise für die Wirkung von Hautreizen auf tiefer gelegene Organe gibt, wobei in diesem Fall die Entfernung relativ gering ist und so unserem Verständnis entgegenkommt.

Bei der Besprechung der verschiedenen Punkte haben wir eine spezifische, wenn auch manchmal polyvalente Aktionsmöglichkeit postuliert, wir haben in der Histologie des Punktes einen spezifisch verschiedenen Aufbau des Punktes gesehen, der dieses Postulat zu bekräftigen geeignet erscheint, es fehlen uns jetzt noch Beweise für die Spezifität einzelner Punkte.

Nachweise spezieller Aktionen einzelner Punkte: Wieder war es das Organ Lunge, das von BERGSMANN für einen sehr entscheidenden Versuch gewählt wurde, wie wir schon sagten, wegen der leichten und sicheren Konstatierung erzielter Veränderungen. Als Vorbemerkung möchte ich auf die Tatsache hinweisen, daß bei lange bestehenden tuberkulösen Affektionen, insbesondere Kavernen, es zu einer ausgeprägten Rigidität der Zwerchfelle kommt und dadurch zu einer Verminderung des Atemvolumens. In Gestalt des Punktes B17 (2 Querfinger paravertebral der dorsalen Medianen zwischen den Querfortsätzen von Thorakale 7 und 8 beiderseits gelegen) haben wir die stärkste Einwirkung auf das Zwerchfell in der Akupunktur. Bei dem genannten Versuch wurden nun unter dem Röntgenschirm Patienten an verschiedenen Punkten, auch des gleichen Segments beziehungsweise der Region gestochen, ohne daß eine Änderung der Aktion des Zwerchfells auftrat. Erst als der Punkt B17 genadelt wurde, waren deutliche, noch über Stunden anhaltende Exkursionen zu bemerken, die zu einer, spirometrisch meßbaren, Vermehrung der Atemkapazität bis zu 700 ccm führten. Diese Veränderungen waren bei allen Fällen auch reproduktiv immer wieder zu erzielen.

Man kann nun auch dieses Phänomen in den Bereich der gezielten kutanen Reflexotherapie einordnen und damit die von uns geforderte Regulation negieren. Dieser Versuch paßt also in die Gruppe der Akupunktur, die sich der Punkte auf Grund

Nachweise
spezieller
Aktionen
einzelner
Punkte

ihrer Symptomatik bedient und auf die energetischen Zusammenhänge, die für die Regulation eine integrierende Rolle spielen, nicht eingeht. Aber auch dabei müssen regulative Vorgänge mitspielen, sonst wäre die relativ lange Dauer eines solchen Effektes, sowie die bei wiederholter Nadelung beobachtete allgemeine und spezielle Besserung nicht zu erklären.

Allgemeines über die Regulation: Zuerst wollen wir den Begriff der Regulation erläutern. Nach der Milieu-Theorie von PISCHINGER werden die primitiven vegetativen Regulationen vom „unspezifischen Grundsystem", das ist das weiche Bindegewebe mit seinem Milieu (worunter wir die Interzellularsubstanz und -flüssigkeit zu verstehen haben), kontrolliert. Denn jede Beeinflussung einer Organzelle, sei sie nun humoraler, hormoneller oder nervaler Art, muß über dieses System gehen. Angepaßt seinen verschiedenen Aufgaben hat jedes Organ sein eigenes Milieu, es kann bei einer Änderung desselben sowohl das Gesamtmilieu des Organismus als auch das anderer Organe beeinflussen, es wird aber umgekehrt auch selbst von diesen beeinflußt.

Man unterscheidet daher im Vegetativum 3 Teile:

1. einen nervösen Teil, worunter wir die vegetativ-nervöse Endformation zu verstehen haben;
2. einen humoralen Teil, der das kapillare Endnetz umfaßt, und
3. einen dazwischen geschalteten Bereich, den wir zellulär bezeichnen. Darunter versteht man die retikulären Stammzellen des weichen Bindegewebes, sowie des R.E.S., ebenso die interkalären Zellen nach FEYRTER.

Diese 3 Teile haben sehr enge, morphologische Beziehungen zueinander. Sie werden von 3 Polen aus gesteuert, nämlich einem nervalen, einem humoralen und einem neuro-hormonellen. Als ausführende Medien dieser Steuerung müssen wir die nervöse Endformation, die Hypophyse und Nebennierenrinde, das Blut, R.E.S. und Lymphgewebe ansehen.

Die Regulationsfähigkeit des Gesamtorganismus auf verschiedene Eingriffe kann man mit Blutbildbestimmungen, Jodverbrauchstesten, Natrium- und Kaliumbestimmungen, aber auch mit elektrischen Messungen prüfen. Es findet sich bei allen diesen Untersuchungen ein kurvenförmiges Bild der Reaktionsabläufe, das untereinander vergleichbar ist. Die erhaltenen Kurvenbilder kann man grob in 4 Gruppen einteilen.

1. die sogenannte Normalkurve oder Normreaktion. Dabei sehen wir einen initialen Abfall der Meßwerte, gefolgt von einem Anstieg als Ausdruck des Einsetzens einer Gegenregulation;
2. das Verharren in der (negativen) Schockphase;
3. das sehr rasche Einsetzen der Gegenreaktion, die erreichten Werte sinken nach Stunden nicht nur nicht ab, sondern steigern sich noch, wenn auch in abgeschwächter Form;
4. die sogenannte Regulationsstarre, das heißt den Ausdruck des Unvermögens des Organismus, auf einen gesetzten Reiz zu reagieren.

Wir werden bei der Besprechung der Reaktionen des Organismus auf den Nadelreiz diese 4 Kurvenbilder genau wiederfinden. Sie waren also, als Ausdruck der Regulation auf einen Reiz, schon den Chinesen bekannt.

Wieder wollen wir festhalten, daß die allgemeine Regulation, in Abhängigkeit von drei Steuerungspolen, über das Milieu alle drei Teile des Vegetativums betrifft. Mit verschiedensten Methoden kann man vier typische Kurvenbilder herausarbeiten und sie mit praktisch beobachteten Reaktionen unschwer vergleichen.

Dies alles betrifft die allgemeine Regulation, die ein kurrenter Begriff in der heutigen

Medizin geworden ist, nicht zuletzt durch die Arbeiten von F. HOFF und SELYE. In der Akupunktur sehen wir aber neben diesen allgemeinen Reaktionen noch ganz spezielle. Das heißt, wir können von einem Stich in ein genau bestimmtes Hautareal ganz determinierte Änderungen des Gesamtorganismus oder einzelner Teile desselben hervorrufen. Das geht also weit über die Reflexotherapie hinaus. Der Stich selbst reicht in die Subkutis. Diese wieder ist die Mittlerschicht zwischen der Haut (die wir so als Grenzfläche sehen dürfen) und dem Gesamtorganismus. Jede Therapie, die dort ansetzt, muß also diese Mittlerschicht beeinflussen und damit einen Reiz weiterleiten.

Spezielle
Regulation

Spezielle Regulation: Untersuchungen darüber wurden von BISCHKO und STACHER angestellt. In ihrer Versuchsanordnung haben sie zuerst getrachtet, alle störenden Faktoren kennenzulernen. So erwies sich zum Beispiel bei längerer Untersuchungsdauer auftretende Sonnenbestrahlung als fähig, die Meßergebnisse völlig zu deroutieren. Es wurden auch Vergleiche der für die Bestimmung der allgemeinen Regulation zitierten Untersuchungsmethoden angestellt. Da die Entnahmen von Blut beim Vorliegen einseitiger Erkrankungen auf die Schwierigkeit stießen, daß die Proben jeweils beidseitig abgenommen werden mußten, hat man sich bald auf die Messung des Hautwiderstandes verlegt. Es zeigte sich dabei, daß es, sowohl bei normalen als auch pathologischen Probanden, bei Belastung zu Veränderungen des Hautwiderstandes kommt, und zwar in Abhängigkeit von exogenen und endogenen Alterationen, so auch durch das herrschende Wetter. Auch hier sah man wieder ähnliche Kurvenverläufe, wie bei der allgemeinen Regulation üblich.

Die Versuchsanordnung selbst bestand aus einem Widerstandsmeßgerät, das von 6 Stellen ableiten und registrieren konnte. An Hand- und Fußgelenken wurden sämtliche Meridiane mittels Ringelektroden kurzgeschlossen, um Fehlerquellen aus den erniedrigten Widerstandswerten der Akupunkturpunkte auszuschließen. Auch in diesen 4 nunmehr erhaltenen Meßkurven zeigten sich typische Reaktionen, wobei chronische Systemerkrankungen einen durchaus anderen Kurvenverlauf zeigten, als dies bei gesunden Probanden der Fall war. Bei fast allen Untersuchten stellt sich der Widerstand nach einiger Zeit, im Mittel 20 Minuten, auf einen bestimmten Wert ein, der sich, auch beim Laufenlassen der Messung über eine Stunde und mehr, nicht mehr wesentlich ändert.

Wird nun in der Phase der Stabilisierung der Widerstandsmessung ein Punkt der Akupunktur gestochen, die gesetzte Nadel mit dem Registrier- und Meßgerät mittels einer Klemme verbunden, so treten nach anfänglicher kurzer Unruhe in der Messung zwei typische Fälle auf:

1. wurde ein Punkt gestochen, der zu den Störungen, beziehungsweise der Erkrankung des Probanden keine spezielle Beziehung nach der Akupunkturlehre aufweist, so ändern sich die Meßwerte nicht, das heißt, die Kurve läuft so weiter wie bisher.

2. wurde hingegen ein Punkt gestochen, der eine wesentliche Beziehung zur bestehenden Erkrankung aufwies, so kam es zu einer sehr deutlichen und raschen Änderung der Meßwerte, die auch bei länger fortgesetzter Registrierung nicht mehr die Werte vor dem Nadeleinstich an einen solchen Punkt erreichten.

Wir fassen dahingehend zusammen, daß der Nachweis für eine spezifische Änderung der Regulation von Punkten der Akupunktur aus erbracht wurde. Mittels einer entsprechenden Meßanordnung konnte gezeigt werden, daß der Organismus in seinen Regulationsleistungen durch einen indizierten Punkt deutlich beeinflußt werden kann.

Man kann so die Regulation als einen reizabhängigen Prozeß betrachten, daher wird, je nach Stärke des Reizes und seiner Art, eine andere Form der Regulation in Erscheinung treten. Kleinste Reize werden an Ort und Stelle ausreguliert, also ohne Zuhilfenahme größerer Mechanismen. Stärkere Reize können durch Reaktion und Gegenreaktion mit Hilfe von Milieuänderungen noch in der Peripherie kompensiert werden und erst starke Reize benötigen zur Regulation zentralnervöse und hormonelle Einflüsse. Die Akupunktur fällt aus diesem Schema insofern heraus — wenn wir nicht annehmen wollen, daß sie in der Lage ist, auf alle drei genannten Stufen einzuwirken —, als die verschiedenen Untersuchungen annehmen lassen, daß bestimmte Punkte der Haut, entsprechend ihrem besonderen morphologischen Aufbau, gerichtete Einwirkungen auf Organe ermöglichen und damit erst sekundär die anderen Regulationsmechanismen in Gang bringen, worunter wir wohl in erster Linie die vegetative Gesamtumschaltung nach F. HOFF zu verstehen haben.

Alle angeführten Untersuchungen beziehen sich in erster Linie auf die Akupunkturpunkte oder die von ihnen aus erzielbaren Leistungen.

Viertes Kapitel

MANIPULATION VON NEUROTRANSMITTERN DURCH AKUPUNKTUR

In jüngster Zeit wurden auch Arbeiten von P. RIEDERER. H. TENK, H. WERNER, W. BIRKMAYER, J. BISCHKO, A. RETT und H. KRISPER veröffentlicht über eine Manipulation von Neurotransmittern durch die Akupunktur. Sie erscheint mir deshalb besonders wichtig, da sie allein in der Lage scheint, die anhaltende Wirkung der Akupunkturtherapie erstmals zu erklären. In der Anästhesiologie sehen wir ja gerade die Tatsache der ununterbrochenen Reizkette als unabdingbare Voraussetzung für die Erzielung des analgetischen Effektes an. Dabei handelt es sich wohl eindeutig und überwiegend um einen nervalen Effekt.

Die therapeutische Akupunktur muß nun streng von der Akupunkturanalgesie hinsichtlich Technik und auch theoretischem Hintergrund unterschieden werden; ihre relativ lang anhaltende Wirkung kann sicherlich nicht in erster Linie über nervale Mechanismen ihre Erklärung finden. Hier scheint vielmehr die Tatsache bedeutungsvoll, daß die Behandlung von Punkten, die sich hauptsächlich durch rezeptorische Einrichtungen auszeichnen, eine höhere Serotoninausschüttung bewirkt als die solcher Punkte, die vornehmlich effektorische Einrichtungen besitzen.

Aufgrund dieser Einsichten werden wir diesbezüglich nun auch die bereits zuvor erwähnten Arbeiten KELLNERS in einem neuen Licht betrachten müssen und auch die in den späteren Kapiteln dargestellten Punktekombinationen besser verstehen können.

Ähnliche Untersuchungen wurden von KRÖTLINGER bei anderen biochemischen Parametern vorgenommen. Alle (Phosphate, 17-Ketosteroide, Kalium usw.) zeigten gleiche oder ähnliche Ergebnisse, lediglich Kalzium tat dies nicht.

Häufig beobachtet man eine deutliche Beruhigung der Patienten während der Behandlung jeglicher Erscheinungen. In jüngster Zeit zeigte sich dafür eine vermehrte Produktion von Endorphin dafür verantwortlich (POMERANZ).

Dieses und die Wirkung der Akupunktur diesbezüglich können auch durch das Morphin-Antidot Nalaxon wieder zerstört werden.

Details wären im „Handbuch der Akupunktur und Aurikulotherapie" (Karl F. Haug Verlag) nachzulesen.

Fünftes Kapitel

DIE PULSDIAGNOSTIK

Wir kommen nun zum schwierigsten Teil des Komplexes der Regelung des Energiestromes. Die Kernfrage dazu — vorhin schon kurz aufgeworfen — lautet: Wie kann ich den veränderten Energiegehalt, also die Veränderungen von *YANG* und *YIN* und damit die Krankheiten verursachenden Faktoren, praktisch feststellen, und zwar sowohl im Allgemeinen als auch im Besonderen in jedem einzelnen Organ- oder Funktionsgebiet der verschiedenen Meridiane? Die Antwort lautet: mittels der Pulsdiagnostik. Es ist dies der am schwierigsten zu erlernende und zu verstehende Abschnitt der Akupunkturlehre. Bis hierhin ist der Leser geneigt, die ihm noch fremde Akupunktur zu akzeptieren, insbesondere nach dem letzten Kapitel. Jetzt aber scheint nur reine Mystik oder zumindest größte Subjektivität in Erscheinung zu treten. Bevor wir Wert oder Unwert dieser Untersuchungsmethode diskutieren, darf ich den eigentlichen Vorgang der Tastung beschreiben.

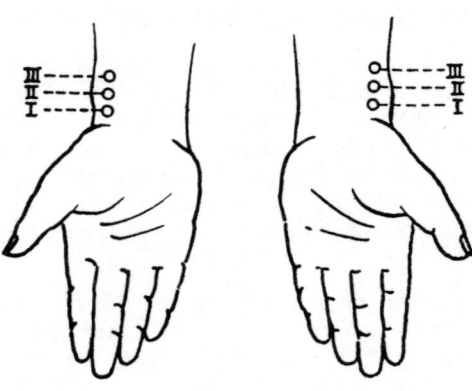

Abb. 1

Untersuchungsstellen der Pulstastung: Man tastet den Puls der Arteria radialis beiderseits an typischer Stelle, beiderseits jeweils mit drei Fingern. Der Mittelfinger kommt dabei auf die Apophysis radii zu liegen, der Ringfinger liegt dann proximal der Apophyse neben dem Mittelfinger, der Zeigefinger hingegen distal davon. Wir haben nun drei benachbarte Areale, auf denen die palpierenden Finger zu liegen kommen. Wir nennen diese Areale Positionen. Unter dem Zeigefinger liegt die Position I, unter dem Mittelfinger Position II und unter dem Ringfinger Position III. An diesen drei Positionen unterscheiden wir nun den Anschlag der Pulswelle an die Fingerbeere hinsichtlich seiner Aufprallfläche und seiner Intensität. Wir unterscheiden aber nicht nur diese drei Positionen allein, jeder dieser Stellen kommt noch eine Unterscheidung zwischen der rechten und linken Extremität zu, sowie eine Konstatierung der tiefen und oberflächlichen Pulsqualität.

Kurz zusammengefaßt bietet sich folgendes Bild. Die drei in beschriebener Weise auf der Arteria radialis angelegten Fingerbeeren des Untersuchers müssen die Pulsqualität sowohl an jedem einzelnen Areal als auch links und rechts und schließlich noch in einer tiefen und einer oberflächlichen Lage (durch verschiedenen Aufsetzdruck hervorgerufen) tasten und untereinander vergleichen. Insgesamt haben wir so 12 Pulstastareale vor uns, die den 12 Meridianen entsprechen.

Untersuchungsstellen der Pulstastung

Damit haben wir die topographische Situation festgestellt. Die tastenden Finger dürfen sich nur kaum berühren. Schon beim ersten Tastversuch wird man bemerken, daß der Anschlag der Pulswelle am Mittelfinger weit kräftiger zu spüren ist als an den anderen. Dies ist jedoch kein verwertbares Symptom, sondern physiologisch erklärbar, da unter dem Mittelfinger die knöcherne Apophyse des Radius liegt und dadurch der Anschlag der Pulswelle auf jeden Fall stärker sein muß. Hat man nach relativ kurzer Übung gelernt, diesen Unterschied geistig zu eliminieren, wird man bald bemerken, daß, insbesondere beim Kranken, Unterschiede in der Intensität des Anschlags der Pulswelle an den einzelnen Stellen vorhanden sind. Das hat nichts mit uns geläufigen Unterscheidungen wie Pulsus celer et altus, veränderten Blutdruckwerten oder verschiedener Pulsfrequenz zu tun, diese Unterschiede interessieren uns hier nicht. Vielmehr ist es ein taktischer Eindruck, dergestalt, daß die Pulswelle einmal an einem eher quadratischen Areal relativ kräftig klopft, (was einem *YANG*-Zustand oder einer Fülle entspricht), ein anderes Mal nur zart in einem länglich-rechteckigen Areal über die tastende Fingerbeere hinwegwischt und leicht verdrängbar und unterdrückbar sich erweist. Dies entspricht einem *YIN*-Zustand oder einer Leere. Diese — zugegebenermaßen subjektiven — Eindrücke werden an den verschiedenen Positionen im Störungsfall verschieden sein. Es ist zum Beispiel durchaus möglich, daß ein sogenannter *YIN*-Meridian im *YANG*-Zustand befunden werden kann und, vice versa, ein *YANG*-Meridian im *YIN*-Zustand.

Technik der Pulstastung: Am besten bedient man sich zur Pulstastung folgender Vorgangsweise: Der Patient sitzt oder liegt dem Untersucher gegenüber, dieser legt nun Zeige-, Mittel- und Ringfinger auf das Arterialrohr der Arteria radialis beiderseits gleichzeitig in oben beschriebener Weise auf. Der Untersucher nimmt mit allen sechs Fingern Kontakt mit dem Arterialrohr auf. Sodann drückt er an allen Stellen so lange zu, bis der Puls an allen Stellen unterdrückt ist. Nun läßt er den Druck soweit nach, daß der Anschlag der Pulswelle an allen sechs Stellen gerade spürbar wird. Diese Lage entspricht der tiefen Pulsqualität. In dieser Lage finden wir die Pulstaststellen aller *YIN*-Meridiane und können nun für diese die spezifische Qualität der Pulswelle an den einzelnen Positionen untereinander und links und rechts vergleichen.

Technik der Pulstastung

Danach wird der Druck der tastenden Finger soweit gelockert, bis an keiner Position mehr der Anschlag der Pulswelle wahrgenommen werden kann (ohne aber die Finger vom Arterialrohr zu entfernen!). Jetzt wird der Druck gerade soviel verstärkt, daß der Pulsschlag an allen Taststellen eben wieder spürbar wird. Hiermit haben wir die oberflächliche Qualität ertastet und vergleichen sie in gleicher Weise wie die tiefe. Sie entspricht immer den *YANG*-Meridianen bzw. -Organen und kann, wie schon gesagt, durchaus, im speziellen Krankheitsfall, *YIN*-Qualität aufweisen oder auch überstarke *YANG*-Qualität. Die Befunde können nun für alle Meridiane einer Gruppe gleich sein, das entspräche einer generalisierten Störung des *YANG-YIN*-Gleichgewichtes. Meistens ist aber der erhaltene Befund von Position zu Position, von links zu rechts und schließlich auch von oberflächlich zu tief, verschieden. Dies entspricht der Störung einzelner, jeweils dieser betreffenden Pulstaststelle zugeschriebenen Organe und gestattet so eine spezifische Diagnostik.

Das klingt sehr verwirrend und schwierig, vielleicht kann aber der folgende mnemotechnische Merksatz etwas helfen:

Alle Yin-Meridiane laufen an den Extremitäten immer an deren Innenseite und ihre Pulstaststellen liegen immer in der Tiefe.

Alle Yang-Meridiane laufen an den Extremitäten immer an der Außenseite und ihre Pulstaststellen liegen stets oberflächlich.

Die hellen Vokale entsprechen also den *YIN*-, die dunklen den *YANG*-Meridianen.

Schon sehr bald wird man bei einigermaßen ausgeprägtem Tastsinn Unterschiede konstatieren können, jedoch findet der Anfänger viel zu viele. Daher möchte ich empfehlen, zuerst bei gesunden Versuchspersonen die Pulstastung zu üben. Man bekommt so einen Eindruck des normalen Pulsbefundes. In einer zweiten Phase taste man Pulse von Patienten mit eindeutigen Erkrankungen. So lernt man die spezifischen Unterschiede kennen. Als nächsten Schritt sollte man sich alle neu in die Sprechstunde kommenden Patienten zuerst auspulsen und erst dann ihre Anamnese aufnehmen. Deckt sich Anamnese und Symptomatik mit dem Pulsbefund, hat man den größten Schritt zur Erlernung der Pulsdiagnostik bereits hinter sich. Natürlich ist das nicht innerhalb weniger Wochen zu erwarten.

Selbstverständlich wird der aus dem Puls gewonnene Hinweis nicht die präzise Diagnose sein können. Auch sonst kann man in der Medizin auf Grund eines Befundes allein nicht gleich definitive Schlüsse ziehen oder nur in Ausnahmefällen. Man wird aber durch die Pulsdiagnostik auf das entsprechende Organ hingeführt, was zum Beispiel beim akuten Abdomen oft von größtem Wert ist. Wie gut und manchmal überraschend das sein kann, darf ich vielleicht an Hand eines persönlichen Beispiels kurz skizzieren.

Zur Aufnahme an einer Kinderchirurgie gelangte ein zehnjähriger Junge mit allen klassischen Zeichen eines Ileus in Anamnese und Status präsens. Zudem gab der begleitende Vater an, der Knabe wäre vor etwa 2 Jahren mit gleichen Beschwerden in einem anderen Spital dringlich wegen eines Volvulus operiert worden. Rein gewohnheitsmäßig prüfte ich auch bei diesem scheinbar klaren Fall die Pulse nach obigen Angaben. Dabei zeigte sich im Bereiche des Darmes jedoch keine wesentliche Veränderung der energetischen Verhältnisse, wohl aber an der Taststelle des Meridians Milz-Pankreas. Trotz der Proteste des Vaters und den Zweifeln einiger Kollegen nahm ich von der sofortigen Operation Abstand und ließ noch verschiedene Untersuchungen durchführen. Es ergab sich dabei ein Blutzuckerwert von 832 mg%, es handelte sich um das sehr seltene Bild eines Coma diabeticum ohne Bewußtlosigkeit. Nach entsprechender internistischer Therapie sank dieser Wert rasch ab und die Ileussymptome verschwanden. Wäre dieser Knabe operiert worden, hätte ich mit größter Wahrscheinlichkeit einen exitus in tabula zu gewärtigen und zu verantworten gehabt. Ohne Kenntnis der Pulsdiagnostik aber hätte ich diesen Jungen auf Grund der eindeutigen Symptome und der Vorgeschichte, in der kein Hinweis auf einen Diabetes, auch nicht retrograd, zu erhalten war, sicherlich operiert.

Vielleicht ist dieser Fall geeignet, Interesse an der Pulsdiagnostik hervorzurufen. Schließlich haben auch unsere Vorgänger — wenn auch in Ermangelung unserer heutigen untersuchungstechnischen Möglichkeiten — der Pulstastung viel mehr Bedeutung beigemessen und sicherlich einige der hier angegebenen Unterscheidungsmerkmale gekannt, wahrscheinlich rein empirisch. Man könnte hier einwenden, weswegen man sich mit solch einer Untersuchungsmethode belasten sollte, wenn man doch mit der heutigen Diagnostik in der Lage wäre, bessere und objektive Ergebnisse zu erzielen. Man darf aber dabei nicht vergessen, daß gerade die funktionellen Störungen, die einen großen Teil der täglichen Praxis darstellen, meist mit den heute üblichen Untersuchungsmethoden nicht oder zumindest nicht eindeutig verifiziert werden können. In der Pulsdiagnostik wird aber besonders die funktionelle Störung gefunden, so daß eine zweckentsprechende Behandlung — die nicht immer zwangsläufig die Akupunktur sein muß — schon früh einsetzen kann. Man kann daher damit einen Schritt weiter zu einer echten Prophylaxe kommen, wie sie sonst in der Medizin nicht immer möglich ist. Befunde wie: an der oberen Grenze der Norm, noch normal oder noch nicht eindeutig pathologisch, können in Verbindung mit der Pulsdiagnostik an Aussagewert beträchtlich gewinnen.

In der Praxis wird man aber bei entsprechenden Pulsbefunden gerade der Akupunktur als Behandlungsmethode den Vorzug geben, insbesondere dort, wo die Ursache einer Erkrankung sonst nicht klar genug herauskommt. Als Beispiel möchte ich die Cephalea anführen, deren eigentliche Ursache meist nicht klar bei üblichen Untersuchungen erkannt werden kann. Die einschlägigen Medikamente wirken meist nur symptomatisch auf das Schmerzzentrum oder die Gefäßversorgung des Kraniums, eine echte Heilwirkung im eigentlichen Sinne des Wortes wohnt ihnen aber nicht inne. So darf ich nun das schon vorher angezogene Kapitel der Kopfschmerzdiagnostik und -behandlung noch erweitern. So finden wir oft chronische und therapieresistente Kopfschmerzen bei ausgeprägten Störungen des Energiegleichgewichts, insbesondere der Meridiane Dünndarm, Dickdarm, aber auch Gallenblase. Gelingt es nun, diese energetischen Diskrepanzen zu harmonisieren, verschwinden die Kopfschmerzen häufig auf Dauer, auch wenn man keine lokalen Kopfpunkte auf Grund der Symptomatik verwendet hat.

Schon deshalb sind die später nach ihren Indikationen und Symptomen angeführten Punkte nicht stereotyp laufend zu verwenden. Sicher wird der in der Pulsdiagnostik noch wenig Geübte anfänglich mit diesen katalogisierten Punkten seine Behandlung beginnen. Sollte sich jedoch nach einigen Sitzungen der erwartete Erfolg nicht einstellen, so muß dann nach den Angaben des Pulses vorgegangen werden. In diesen Fällen ist fast immer die Veränderung des Pulses auch für den Anfänger klar genug zu ertasten.

Fehlerquellen der Pulsdiagnostik: Man könnte nach dem bisher Gesagten nun zu dem Fehlschluß kommen, daß man entweder nur den Puls und seine Veränderung genau studieren müsse und auf die Indikationen einzelner Punkte verzichten könnte, oder man verzichtet auf die Pulslehre und sticht nur die Punkte auf Grund einer Indikationsliste. In Wirklichkeit soll man aber beides können. Man muß bedenken, daß es eine nicht kleine Zahl von Menschen gibt, bei denen die Pulstastung aus anatomischen oder pathologischen Gründen nicht möglich ist. Dazu zählen wir alle Mißbildungen im Bereich der Handgelenke und das Fehlen eines Armes nach Amputation. Man erhält auch keinen verwertbaren Befund bei starker Narbenbildung im Tastbereich, wie das insbesondere nach Suizidversuchen beobachtet werden kann. Aber auch bei Fällen fortgeschrittener Arteriosklerose wird das harte Arterialrohr keine eindeutigen Palpationsbefunde mehr vermitteln können. Die Zahl der nicht eindeutig verwertbaren Pulsbefunde macht in einer Normpraxis bis zu 30 % aus. Daher müssen wir beide Methoden der Punkteauswahl kennen, wenn auch bei den Indikationslisten immer wieder der Satz stehen wird: ... wenn vom Puls nicht eindeutig anders angezeigt. Insbesondere nach der überlieferten klassischen Lehre kommt dem Pulsbefund die Priorität zu, er wird sich wohl häufig mit der Symptomatik decken. Wo aber die Pulstastung keine eindeutigen Befunde ergibt — sei es auf Grund der vorher angeführten Anomalien oder aus mangelnder Erfahrung des Untersuchers —, wird sie hinter die Symptomatik zu reihen sein.

Nach den Fehlerquellen von seiten des Patienten nun zu denen von seiten des Untersuchers So werden anfangs die Pulse der II. Position immer als *YANG*-Qualität gewertet, da an ihnen die Pulswelle stets bedeutend härter verspürt wird als an Position I und III. Dies ist jedoch ein physiologisches Phänomen, denn unter der Position II liegt die Apophysis radii, dadurch kann das Arterialrohr nur sehr beschränkt ausweichen und der Anschlag der Pulswelle ist stärker zu spüren. Man muß zuerst lernen, diese immer vorhandene Differenz zu kompensieren, das heißt, man muß den Druck nicht an allen Fingern gleichmäßig walten lassen, sondern mit den beiden Mittelfingern weniger stark drücken als mit den anderen vier. Die dafür beste Methode ist gegeben durch die oben beschriebene Art der Konstatierung der oberflächlichen und tiefen

Fehlerquellen
der
Pulsdiagnostik

Pulsqualität. Man muß nur den Zeitpunkt des Wiederauftretens des Anschlags der Pulswelle an der Fingerbeere für alle sechs Finger konsolidieren. Man spürt dieses Wiederauftreten nach völliger Unterdrückung beziehungsweise Auslassung des Pulses nämlich zuerst an den beiden Mittelfingern, fixiert dort den Druck solange, bis er auch an den anderen 4 Positionen spürbar wird und verstärkt beziehungsweise vermindert ihn erst dann gleichmäßig und zugleich mit allen anderen. Schon nach kurzer Übung beherrscht man diese — in der Beschreibung so kompliziert klingende — Vorgangs- weise ausreichend.

Der Hauptfehler jedoch ist das zu lange Palpieren der Pulse. Hier kommt das Stre- ben nach möglichster Genauigkeit der Erfassung aller Sensationen zu keiner Verbesse- rung, sondern zum Gegenteil. Wir haben anfangs gesagt, daß die Pulsdiagnostik eine subjektive Untersuchungsmethode ist, daher sollte man sich auf einen überschlagsmäßi- gen Eindruck aller Pulse beschränken. Dieser erste Eindruck ist stets der beste. Je länger gedrückt wird, desto größer ist die Möglichkeit, daß sich die Pulsqualitäten verändern und zu Fehleinschätzungen führen.

Schließlich wurde auch schon auf eine weitere Schwierigkeit hingewiesen, die daraus erwächst, daß man anfangs lauter pathologische Pulse spürt, weil man den normalen Puls in seiner physiologischen Breite noch nicht genügend kennt. Durch die vorgeschla- genen Übungen am Gesunden kann man diese Fehlerquellen aber bald ausmerzen.

Aber auch wenn man alle diese Anfangsfehler zu vermeiden trachtet, wird man nicht selten bei an sich determinierten Krankheitsbildern nicht nur an einem, dafür zustän- digen Meridian, sondern oft auch an anderen, wenn auch in vermindertem Maße, Stö- rungen der Energiequalität bemerken können. Die Verwertung dieser Phänomene wird als Pulsdeutung, Pulsauslegung oder auch mit noch anderen Ausdrücken be- zeichnet.

Komplexe Pulsdiagnostik (margin note)

Komplexe Pulsdiagnostik: Dieser Name schiene mir am treffendsten für die Erklärung obiger Phänomene. Denn es handelt sich dabei um die Konstatierung eines komplexen Geschehens, wie es sich aus dem Mitreagieren anderer, zum ursächlichen, gestörten Organ in Beziehung stehender Meridiane, Organe oder Funktionsgruppen ergibt. Wir kommen hier zurück auf den Begriff der gekoppelten Organe, die über die jeweiligen Durchgangspunkte zueinander in Beziehung treten können. Nicht selten wird aber auch der funktionelle Meridian des Dreifachen Erwärmers bei Erkrankungen im Tho- raxraum oder Abdomen gleichzeitig irritiert sein. Diese Mitstörung unterliegt jedoch keinen so eindeutigen Gesetzmäßigkeiten, wie die nun zu besprechenden Regeln, für die auch Schemata beigefügt sind (Abb. 2).

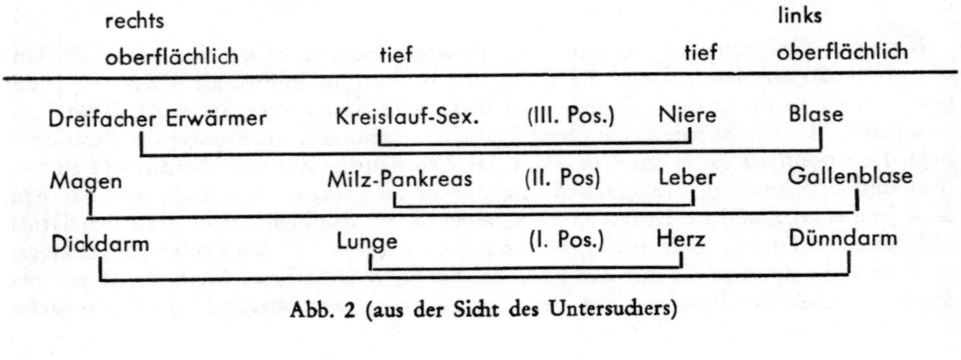

rechts				links
oberflächlich	tief		tief	oberflächlich
Dreifacher Erwärmer	Kreislauf-Sex.	(III. Pos.)	Niere	Blase
Magen	Milz-Pankreas	(II. Pos)	Leber	Gallenblase
Dickdarm	Lunge	(I. Pos.)	Herz	Dünndarm

Abb. 2 (aus der Sicht des Untersuchers)

Die Regel: Ehemann und Ehefrau: Wie immer stoßen wir auch hier auf blumige Namen aus der alten Überlieferung. Diese Regel sagt etwas aus über die Beziehungen von Organen, deren Pulstastungsstellen am gleichen Ort (Position I, II oder III) und in gleichem Niveau (also oberflächlich oder tief) liegen, jedoch seitenverschieden situiert sind (also am linken oder rechten Handgelenk). Man kann auch sagen, daß jeweils die beiden *YANG*-Organe einer Position ebenso wie die beiden *YIN*-Organe derselben zueinander in Beziehung stehen. Wir sehen daher: in der

I. Position eine Verbindung der *YANG*-Meridiane Dünndarm und Dickdarm,
I. Position eine Verbindung der *YIN*   -Meridiane Herz und Lunge,
II. Position eine Verbindung der *YANG*-Meridiane Gallenblase und Magen,
II. Position eine Verbindung der *YIN*   -Meridiane Leber und Milz-Pankreas,
III. Position eine Verbindung der *YANG*-Meridiane Blase und Dreifacher Erwärmer,
III. Position eine Verbindung der *YIN*   -Meridiane Niere und Kreislauf-Sexualität.

Ich möchte hier noch nicht mit der Anwendung dieser Regel für die Herstellung des energetischen Gleichgewichts Verwirrung schaffen, für den Augenblick soll nur die Möglichkeit einer Mitstörung der in obiger Weise verbundenen Meridiane festgestellt werden. Diese Verbindungen erscheinen uns auch nach den Gesichtspunkten unserer Medizin funktionell und anatomisch richtig und plausibel. Es ist also durchaus möglich, zum Beispiel bei einer Störung im Bereich des Gallenblasen-Meridians, etwa bei einer Cholezystitis, gleichzeitig eine Störung des Magen-Meridians zu finden.

Die Regel: Mutter und Sohn: Diese Regel basiert auf der Reihenfolge der Meridiane im Kreislauf der Energie. Der in dieser Folge einem Organ vorhergehende Meridian wird als seine Mutter, der ihm folgende als der Sohn bezeichnet. Man stellt sich vor, daß die Mutter jederzeit Energie abzugeben bereit ist, der Sohn hingegen, eher Energie zu empfangen. Will man daher zum Beispiel den Herz-Meridian besonders tonifizieren, so kann man seine Mutter (im Energiekreislauf also den Meridian von Milz-Pankreas) ebenfalls tonifizieren und erzielt so einen größeren Zufluß von *YANG*-Energie. Will man dagegen den Herz-Meridian ausgiebig sedieren, so sticht man seinen Sedierungspunkt (mit der Silbernadel) und ebenso den des Sohnes (also des Dünndarms).

In diesem letzteren Falle haben wir es — im Gegensatz zum ersteren — aber mit gekoppelten Organen zu tun. Hier wird man auch den Durchgangspunkt einsetzen können und dadurch weniger Nadeln brauchen. Wir sehen aus diesem Fall, daß sich manchmal verschiedene Regeln überkreuzen können. Das ist aber kein Nachteil, sondern gibt uns sogar noch mehr Möglichkeiten zur Regelung der Energie. Zur Verwendung solcher Regeln mittels obiger Couplagen sind aber Pulstastungskenntnisse Voraussetzung. Wir halten fest, daß die Regel Mutter-Sohn über den Begriff der gekoppelten Organe hinausgeht und die Reihenfolge im Energiekreislauf berücksichtigt. Die Regelung der Energie wird hierbei mittels der jeweiligen Sedativ- beziehungsweise Tonisierungspunkte beider Meridiane durchgeführt. Handelt es sich zufällig um gekoppelte Organe und befinden sich diese in gegensätzlicher energetischer Ausgangsposition, kann man statt obiger Hauptpunkte den Durchgangspunkt verwenden.

Die Regel: Mittag und Mitternacht: Zur Anwendung dieser Regel muß ich an die sogenannten Maximalzeiten erinnern, wie sie beim Schema der Reihenfolge der Meridiane mit angeführt wurden. Die chinesische Stunde entspricht zwei Stunden unserer Zeitrechnung. Jedem Organ ist eine Doppelstunde zugeteilt, somit kommt man bei 12 Meridianen auf 24 Stunden. Es stehen sich bei dieser Einteilung am Tage und in der Nacht jeweils zwei Organe gegenüber, zum Beispiel Herz (12—14 Uhr) und Gallenblase (24—02 Uhr). Es handelt sich dabei stets um ein *YANG*- und ein *YIN*-Organ, die zueinander in Opposition stehen. Tonifiziere ich jetzt den Herz-Meridian in seiner

Maximalzeit mittels seines Tonisierungspunktes und der Goldnadel, werde ich auf dem opponierenden *YANG*-Meridian der Gallenblase eine Sedierung erzielen und vice versa. (Abb. 3.)

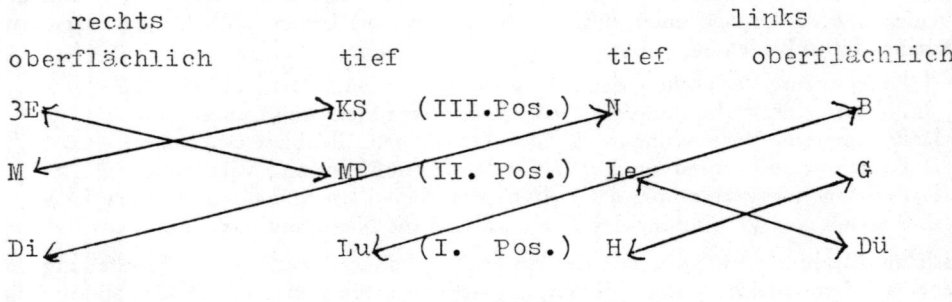

Abb. 3 (aus der Sicht des Untersuchers)

Das bisher Gesagte ist bestens geeignet, vorerst Verwirrung zu stiften. Ich darf vorwegnehmen, daß man alle aufgezeigten Möglichkeiten nur selten gleichzeitig wird einsetzen müssen. Hingegen werden einzelne dieser Regeln allein immer wieder sich als nützlich erweisen.

Diagnostische Synthese der drei Regeln

Diagnostische Synthese der drei Regeln: Es soll nun versucht werden, nach all den verwirrenden Regeln eine Synthese herzustellen. Denn wenn die Akupunktur wirklich eine in sich geschlossene Heilweise darstellt, müßten alle genannten Regeln nicht nur in der Regulierung der Pulse sich widerspiegeln, sondern auch in der Symptomatik der dafür einzusetzenden Punkte. Damit wäre insbesondere dem in der Pulsdiagnostik weniger Erfahrenen geholfen, denn er könnte sich anfangs der Symptomatik der Punkte bedienen und würde allmählich auch den zeitsparenden Effekt der Pulstastung und die durch sie gewonnenen Hinweise erkennen.

Wir setzen den Fall, es handelt sich um einen *YANG*-Zustand des Dünndarm-Meridians. Wir haben gesagt, der Meridian des Dünndarms beziehe sich über das eigentliche Organ hinaus besonders auf die Spasmolyse und wäre allgemein auf alle Schleimhäute harmonisierend wirksam. Nach obigen Regeln steht nun der Meridian des Dünndarms in Verbindung

a) mit dem Meridian des Herzens über den Durchgangspunkt Dü 7

b) mit dem Meridian der Blase nach der Regel Mutter-Sohn. Da der Dünndarm in obiger Vorstellung im *YANG*-Zustand sich befindet, müssen wir den Sohn (den Meridian Blase) ebenfalls sedieren, und zwar mit dem Sedativpunkt der Blase B 65;

c) mit dem Meridian Dickdarm nach der Regel Ehemann-Ehefrau. Da die Meridiane nach der Regel zueinander in Opposition stehen, muß hier, wenn der Dünndarm sediert werden muß, der Dickdarm hingegen tonifiziert werden, und zwar an seinem Tonisierungspunkt Di 11;

d) mit dem Meridian der Leber nach der Regel Mittag-Mitternacht. Auch hier haben wir eine Opposition vor uns wie bei der Regel Ehemann-Ehefrau, daher müssen wir auch den Meridian der Leber tonifizieren, und zwar an seinem Tonifizierungspunkt Le 9.

Alle diese Punkte haben wir nach der Pulsdiagnostik gefunden. Die in obiger Zusammenstellung aufgeführten Meridiane werden sich auch bei schwereren Fällen etwa in dieser Pulsqualität darstellen. Also im *YANG*-Zustand werden Dünndarm- und Blasen-Meridian, im *YIN*-Zustand Dickdarm- und Leber-Meridian befunden werden. Ist auch der Herz-Meridian im *YIN*-Zustand, kann der Durchgangspunkt Dü 7 eingesetzt werden, womit man einen internen Energieausgleich zwischen Herz- und Dünndarm-Meridian erzielt. Befindet sich aber der Herz-Meridian ebenfalls im *YANG*-Zustand, kann man den Durchgangspunkt bei diesem Beispiel nicht verwenden.

Betrachten wir nun die angeführten Punkte und Meridiane nach ihren Indikationen beziehungsweise Symptomen, soweit sie Beziehungen zueinander haben. Obiger Liste folgend, beginnen wir mit

ad a) Dü 7, Durchgangspunkt zum Herz-Meridian (gekoppeltes Organ).
Indikationen: Schmerzen in den Armen, Augenentzündungen.

ad b) B 65, Sedativpunkt der Blase, angewandt nach der Regel Mutter-Sohn.
Indikationen: Zervikalsyndrom mit Irradiationen. Augenentzündungen.

ad c) Di 11, Tonisierungspunkt des Dickdarms, angewandt nach der Regel Ehemann-Ehefrau.
Indikationen: Allgemeine Spasmen, Schmerzen in Schultern und Armen, Obstipation.

ad d) Le 9, Tonisierungspunkt der Leber, angewandt nach der Regel Mittag-Mitternacht.
Indikationen: Allgemeine Spasmen, herumziehende Schmerzen, Obstipation.

Setzen wir dem gegenüber den wichtigsten Punkt, den wir auf Grund der Pulsdiagnostik gefunden haben, nämlich den Sedativpunkt des am meisten gestörten, im *YANG*-Zustand befindlichen Meridians des Dünndarms, den Punkt Dü 8, so finden wir an ihm folgende
Indikationen: Allgemeine Spasmen, Schmerzen in Schultern und Armen sowie Obstipation. Es herrscht hier also völlige Übereinstimmung der Symptome beziehungsweise Indikationen mit Di 11, teilweise mit den anderen angezogenen Punkten sowie auch zwischen diesen.

Therapeutische Synthese der drei Regeln: Fast immer werden wir bei einem Pulsbefund, der uns auf obige Regeln und Punkte hinführt, auch obige Symptome von seiten des Patienten hören. Wir können nun, auch wenn wir noch nicht in der Lage sind, nach dem Puls obige Punkte herauszuarbeiten, auch nach der Symptomenliste und der Kenntnis der drei Regeln die gleichen Punkte finden und einsetzen, werden jedoch dafür mehr Zeit aufzuwenden haben. Durch das Einstechen der entsprechenden Gold- beziehungsweise Silbernadeln an alle Punkte werden wir einen raschen Energieausgleich erzielen, in der Folge werden dadurch auch die beklagten Symptome wegfallen. Wird nur über ein oder zwei der oben enthaltenen Symptome geklagt, so verwenden wir die dafür zuständigen Punkte. Der Organismus trifft dann quasi in eigener Auswahl die geeigneten Reaktionen und wird mit den Beschwerden fertig. Irgendwie erinnert die Vorgangsweise an die eines Komputers.

Überhaupt bekommt man jetzt, nachdem wir die wichtigsten Grundlagen der Akupunktur zusammengefaßt sehen, einen Eindruck von der ungeheueren Geschlossenheit der Akupunkturlehre. Sie ist ein komplexes Gebilde ohne Lücken, mit breitester Anwendungsmöglichkeit. Die Kombinationsmöglichkeiten in ihr sind ungeheuer groß. Um sich nicht zu verlieren und um stattgefundene Änderungen des Pulsbefundes festzuhalten, empfehle ich die Anlage von entsprechenden Aufzeichnungen. Man bedient sich dazu am besten der Kopien der angeführten Schemata. Dadurch hat man stets einen Überblick der möglichen Verbindungen der Meridiane untereinander und kann

Therapeutische Synthese der drei Regeln

gleichzeitig den gefundenen Energiezustand darauf festhalten. Wir bezeichnen, in einfachster Weise, einen gefundenen *YANG*-Zustand mit einem Plus-Zeichen, einen *YIN*-Zustand mit einem Minus-Zeichen. Dadurch signifizieren wir auch gleich alle *YANG*-Zustände als Zustände der Fülle, alle *YIN*-Zustände als solche der Leere. Ist der Anschlag der Pulswelle an die Fingerbeere auf einer der Positionen ganz besonders stark, so wird man ihn mit drei Kreuzen (Pluszeichen) notieren, ist er sehr stark nur mit zweien, ist er stark mit einem. In umgekehrter Weise wird man die Schwäche des Anschlages mit einem bis drei Minuszeichen notieren. Natürlich wird ein solches Maß immer subjektiv und persönlich sein, aber da es ja bei allen Fällen in seinen Auswirkungen praktisch gleich bleibt, ist es nicht störend und durchaus verwertbar.

Wichtig ist eines: Im Zweifelsfall soll man als Anfänger einen unsicheren Pulsbefund nicht zur Diagnose und Therapie heranziehen, sondern in einem solchen Fall lieber auf die Symptomatik der Punkte ausweichen. In solchen Fällen haben wir oftmals ein komplexes Bild vor uns, das heißt, es verbirgt sich unter einer vordergründigen Erkrankung eine zweite, meist größere Störungen mit sich bringende. Nach den ersten Behandlungen wird sich in solchen Fällen eine wesentliche Änderung des Pulsbildes ergeben und folgerichtig wird dann die Behandlung umzustellen sein. Das Gleiche gilt auch dann, wenn nur symptomatisch behandelt wird. In diesen Fällen erweisen sich die oben vorgeschlagenen Aufzeichnungen als besonders nützlich. Es ist aber auch nötig, in solchen Fällen — oder besser noch in allen — die Patienten vor Beginn der Therapie auf diese Möglichkeiten hinzuweisen. Denn häufig ergibt sich aus einer, oft kurz und einfach erscheinenden Behandlung, das Auftreten weiterer, behandlungsbedürftiger Zustände. Dies ist indirekt ein Beweis für die Akupunktur, als eine in die Regulation stärkstens eingreifende Therapie.

Wir fassen die Pulsdiagnostik dahingehend zusammen, daß man mit ihr eine rasche allgemeine Information über einen Kranken erhält. Auf Grund dieser kann man eine rein energetisch ausgleichende Behandlung sofort einsetzen und wird in Kürze den Wegfall vieler Beschwerden erleben. Es besteht jedoch die Möglichkeit, daß die vom Patienten geäußerten Beschwerden, wegen deren er den Arzt aufsucht, auf ein oder mehrere andere Allgemeinstörungen superponiert sich erweisen. Bei unklaren Pulsbefunden ist auf die Symptomatik auszuweichen, insbesondere sollte dies der Anfänger tun. Durch mehrere Gesetze sind große Zusammenhänge aufgezeigt worden, die auch in der Symptomatik sich widerspiegeln und auch dort verwendet werden können, wo nicht auf Basis der Pulsdiagnostik behandelt wird.

Will man sich näher über die Pulsdiagnostik informieren (und das sollte man nicht gleich tun) verweise ich auf meine Monographie „Akupunktur für Fortgeschrittene" (Karl F. Haug Verlag).

Sechstes Kapitel

DIE TECHNIK DER AKUPUNKTUR
UND DIE DARAUFFOLGENDEN REAKTIONEN

Es wurde bisher ausführlich über die Energie, ihre Leitlinien (die Meridiane) und ihre Schaltstellen (die Punkte) gesprochen, ebenso über die Möglichkeiten der Erfassung energetischer Veränderungen und Regeln zu deren Beherrschung. Nun wollen wir uns mit der eigentlichen Technik der Akupunktur beschäftigen. Das Wort Akupunktur ist ein lateinisches Kunstwort und setzt sich zusammen aus acus — die Nadel, und punctura — der Stich. Es wird also der sichtbarste Vorgang dieser Therapie eben das Nadelstechen, zum Anlaß der Bezeichnung genommen. In Wirklichkeit ist aber gerade der Stich die konsequente Folge aller oder mehrerer Gedankengänge, die bisher dargelegt wurden. Er ist das diese Gedanken verwertende Agens und soll näher beschrieben werden.

Die Technik der Nadelung: Auf Grund der durch Pulsdiagnostik oder Symptomatik erflossenen Diagnose, werden die entsprechenden Punkte ausgewählt und nunmehr mit Gold- beziehungsweise Silbernadeln gestochen. Diese Nadeln werden im allgemeinen, je nach der Körperregion, 2—8 mm tief eingestochen, und zwar möglichst im Zentrum des Punktes. Wird dieses Zentrum nicht genau getroffen, so ist ein peripheres Anstechen im Verlaufe des Meridians (also eine Abweichung nach kranial oder kaudal) weniger erfolgsmindernd als ein solches lateral oder medial des Punktzentrums. Wie schon gezeigt wurde, wird es sich zumeist um die Kombination mehrerer Nadeln handeln. In der später folgenden Symptomenliste werden die Punkte nur mit ihrer Kurzbezeichnung angeführt, wobei nochmals darauf hingewiesen werden soll, daß man für jeden dieser Punkte 2 Nadeln links und rechts symmetrisch rechnen muß und die Zahl der Nadeln daher immer doppelt so groß ist wie die der Punkte. Eine Ausnahme stellen lediglich die sogenannten Gefäße dar (TOU-MO und JENN-MO). Man trachte immer, eine Zahl von 14 Nadeln pro Sitzung nicht zu überschreiten. Die Nadeln werden der Reihe nach eingestochen, wobei der Einstich rasch und mit einer leicht drehenden Bewegung erfolgen sollte, um dadurch den Einstichschmerz beim Durchschnitt durch die Cutis möglichst gering zu halten. Man sticht üblicherweise zuerst die Goldnadeln ein, da diese länger im Gewebe verbleiben. Die Verweildauer der Nadeln im Gewebe beträgt 5—10 Minuten, wobei Überschreitungen nach unten oder oben gelegentlich vorkommen können. Nach dieser Zeit sehen wir um die liegende Nadel einen deutlichen, roten Hof, der von manchen Autoren als Histaminausschüttung betrachtet wird. An harten Hautstellen, etwa dem Dorsum manus usw., ist diese Hofbildung bedeutend geringer, meist kaum sichtbar. Es gibt nun eine einfache Methode, wie man das Ende der Verweildauer der Nadel im Gewebe sicher bestimmen kann. Hat man eine Nadel eingestochen, so kann man sie natürlich jederzeit aus dem Gewebe herausziehen. Wenn man aber an der soeben eingestochenen Nadel nur ganz leicht zieht, wird man sehen, daß sich die Haut sofort vorwölbt. Nur bei weiterem oder energischem Ziehen kann man die Nadel entfernen. Läßt man sie jedoch aus, wartet die Zeit von 5 bis 10 Minuten und zieht dann wieder an, ebenfalls mit ganz geringfügigem Kraftaufwand, so gleitet die Nadel ganz leicht aus der Haut. Natürlich wird gleich nach Einstechen nur für Demonstrationszwecke angezogen, üblicherweise läßt man die Nadeln ruhig liegen. Erst wenn dieser beschriebene rote Hof um die Nadel auftritt, zieht man sie wieder heraus, wo dies nicht gut sichtbar wird, etwa an speziellen Hautpartien, ziehe man sanft an der Nadel an und beobachte eine eventuelle Vorwölbung. Tritt diese nicht mehr auf und gleitet die Nadel leicht heraus, ist die Sitzung beendet. Die aufgetretenen Rötungen verschwinden in wenigen Minuten nach Abschluß der Sitzung. Ganz selten kommt es beim richtigen Setzen der Nadeln zum

Austritt einiger Blutstropfen oder gelegentlich zu einer kleinen Blutung, die aber stets durch einfache Kompression stillbar ist, so daß kein Hämatom auftreten sollte.

Abhängig von der Körperstelle, an der die Einstiche vorgenommen werden, wird die jeweilige Nadel entweder senkrecht oder in einem stumpfen Winkel von etwa 60 ° eingestochen. Je nach der Einstichtiefe bleiben die Nadeln entweder in der Haut stehen oder legen sich gleich etwas um. Nach einiger Zeit legen sich praktisch alle Nadeln um. Dies ist als Zeichen für das baldige Ende der Sitzung zu werten. Häufig wird nach dem Einstich vom Patienten ein Wärmegefühl oder das Gefühl wie beim Berühren einer schwachen Stromquelle geäußert, manchmal auch ein Kribbeln. Diese Sensationen bleiben meist nicht auf den Ort des Einstiches beschränkt, sondern propagieren sich entlang des Meridians eine Strecke weit, jedoch meist unabhängig von der Verlaufsrichtung der Energie.

Sonderformen der Nadelung: Nicht selten, insbesondere bei allen Lähmungen, schweren Algien usw. wird auch eine größere, als die oben angeführte Einstichtiefe gewählt. Insbesondere im Fernen Osten wird generell tiefer gestochen als bei uns. Ich persönlich bin kein Freund allzu tiefer Stiche. Vielleicht braucht man manchmal mit der mehr oberflächlichen Nadelung etwas länger zu einer erfolgreichen Therapie, aber der Effekt kommt genauso und ohne jede Schädigungsmöglichkeit. Wenn man jedoch tiefer sticht, erhält man plötzlich ein sich auf längere Strecken über den Meridian fortsetzendes heißes Gefühl, etwa wie ein kleiner elektrischer Schlag. Das Auslösen eines solchen Phänomens ist bei Lähmungen, Muskeldystrophien usw. als prognostisch günstig zu bewerten. Diese Form der Nadelung verwendet man auch zur Diagnose, nämlich in den Fällen von Lähmungen. Tritt bei einer Testbehandlung auch nur an einem der sogenannten Lähmungspunkte ein solches Phänomen auf, so besteht Hoffnung und dadurch auch Berechtigung für die Einleitung einer Akupunkturtherapie. Beim tiefen Stechen fällt das Kriterium der Hautvorwölbung meist weg. Hier geht man nach der Uhr vor, wobei man natürlich auch noch andere Faktoren beachten muß. So dauert die Nadelung beim kalten Patienten bedeutend länger, als an einem warmen oder gar schwülen Sommertag. Bei sehr nervösen oder ängstlichen Patienten, ebenso wie bei sehr sensiblen, ist die Verweildauer bedeutend geringer als bei Phlegmatikern. Gelegentlich wird die Nadel auch sofort nach Einstich wieder zu entfernen sein.

Die Methode Ou-Rou: Hier haben wir es mit einer ausgesprochenen Sondermethode zu tun. Sie wird ausschließlich bei Entzündungen der kleinen Fingergelenke oder bei Gefäßstörungen im Bereiche von Hand und Fingern angewandt. Mit normalen Nadeln wird hierbei jeweils an den Endpunkten der bei Beugung entstehenden interphalangealen Hautfalten nur die Haut durchstochen und die Nadel sofort wieder entfernt. Die Bewegung ist einem Picken vergleichbar. Diese Behandlungsform ist — im Gegensatz zu den sonstigen, auch tiefen Stichen in der Akupunktur — ziemlich schmerzhaft. Sie wird an sämtlichen erkrankten Fingern vorgenommen. Die Erfolge sind bei obigen Indikationen aber erstaunlich und rechtfertigen ihren Einsatz. An jedem Finger finden wir also sechs Stichstellen, an den Daumen natürlich nur vier. Bei Gefäßstörungen der Hände und Finger wird, nach dieser Prozedur, noch an der vola manus zwischen den Köpfchen der distalen Metakarpalien je eine Silbernadel eingestochen. Diese Nadeln bleiben solange liegen, bis nach einer anfänglich lividen Verfärbung der Finger eine eindeutige, gesunde Rotfärbung derselben auftritt. Der anfangs in typischer Weise um die Nadel aufgetretene rote Hof verfärbt sich gleichzeitig nach weiß, ein deutliches Wärmegefühl wird verspürt, sowohl vom Patienten als auch vom Arzt. Diese Punkte sind jedoch relativ schmerzhaft.

Ansonsten ist der Stich, besonders die ersten Male, nur sehr geringfügig schmerzhaft, mit zunehmender Besserung nimmt aber die Schmerzhaftigkeit zu, was man

Sonderformen der Nadelung

Die Methode Ou-Rou

sowohl diagnostisch als auch prognostisch verwerten kann, wobei ein echter Schmerz pegel aber niemals erreicht wird. Wird der Nadelungsschmerz einmal als unerträglich angegeben, so handelt es sich stets um hypochondrisch oder psychopathisch veränderte Charaktere.

Die Verweilmethode: Das Gegenteil der soeben erwähnten Methode Ou-Rou stellt die Verweilmethode dar. Hierbei verwendet man spezielle Nadeln, die die Form einer Reißzwecke haben, jedoch mit einem aufgesetzten Führungsgriff. Man verwendet sie besonders bei stets wiederkehrenden, kurzen Krampfzuständen, wie zum Beispiel Tic. Sie werden an den entsprechenden Punkten eingestochen und mittels zweier gekreuzter Heftpflasterstreifen am Ort fixiert. So bleiben sie stundenlang, manchmal sogar tage-lang in situ. Hierbei kann es, im Gegensatz zur sonst üblichen Nadelung, gelegentlich einmal zu einer geringfügigen, lokalen Infektion kommen. Deshalb muß man solche Patienten täglich kontrollieren, beziehungsweise sie auf die Möglichkeit einer solchen Sekundärinfektion hinweisen. Tritt eine solche auf, ist die Haftnadel sofort zu ent-fernen und erst wieder eine Woche nach abgeschlossener Heilung frühestens einzu-setzen. Diese Behandlungsform ist jedoch relativ selten und hier nur der Vollständig-keit halber angeführt worden.

Die
Verweilmethode

Die verschiedenen Arten von Nadeln: Das für den Anfang erforderliche Besteck des Akupunkteurs sollte am besten wie folgt zusammengesetzt sein:

Die
verschiedenen
Arten von
Nadeln

2 Gesichtsnadeln aus Gold,
2 Gesichtsnadeln aus Silber,
2 große Goldnadeln,
4 kleine Goldnadeln,

4 große Silbernadeln,
6 kleine Silbernadeln,
2 Japannadeln mit Führungsröhrchen
    (aus Silber oder Stahl)

Die Gesichtsnadeln werden, wie der Name sagt, vornehmlich bei Punkten im Ge-sicht oder überhaupt an zarten Hautpartien verwendet. Der hier meist bestehenden größeren Empfindlichkeit wird durch diese dünneren Nadeln begegnet. Sie sollten nur an solchen Partien angewandt werden, da sie sich sonst leicht verbiegen, ja sogar ab-brechen könnten. Große und kleine Nadeln unterscheiden sich hingegen nur durch ihre Länge voneinander, ihr Querschnitt ist annähernd der gleiche. Sie werden in erster Linie in Abhängigkeit von den Fettpolstern der zu stechenden Stelle ausgewählt werden. Alle Nadeln besitzen einen Führungsgriff, an dem sie vom Arzt angefaßt und dann mittels einer kleinen Drehung möglichst zentral in den Punkt eingestochen werden können.

Je tiefer der Punkt in der Tiefe liegt, wie das zum Beispiel bei isolierten Krampf-zuständen nach Sportverletzungen oder als Schutzkrampf im Gefolge von rheuma-tischen Erkrankungen der Fall ist, desto schwieriger wird das Postulat des Treffens ins Zentrum des Punktes zu erfüllen sein. In diesen Fällen helfen uns die sogenannten Japannadeln. Es handelt sich dabei meist um Silber- oder auch Stahlnadeln, die etwas länger sind als das dazugehörige Führungsrohr. Zum Stich wird das Führungsrohr so auf die Haut aufgesetzt, daß es genau auf die verkrampfte Stelle in der Tiefe zielt. Nunmehr wird das vorstehende Ende der in diesen Tubus eingeführten Japannadel solange mit dem Finger und später mittels einer anderen Nadel in die Tiefe gedrückt, bis entweder die verkrampfte Stelle erreicht ist oder die Richtung der eingeführten Japannadel sich nicht mehr verändern kann. In diesen Fällen kann sodann das Füh-rungsrohr über die Japannadel gezogen und entfernt werden. Die Japannadeln sind dünner als die üblichen Gold- beziehungsweise Silbernadeln, dadurch auch bedeutend biegsamer. Daher ist beim tieferen Stechen, wie es bei obiger Indikation, Lähmungen und anderen notwendig wird, ein Ausweichen und somit Verfehlen des Zieles bei diesen Nadeln möglich. Um dies zu verhindern, bedient man sich des Führungsrohres. Mit den Japannadeln kann man auch Mikroblutungen hervorrufen, wie das zum Beispiel bei Erkrankungen der Haut besonders an den sogenannten Stoffwechselpunkten gefordert wird. Dafür gibt es aber auch eigene Nadeln heute schon im Handel, die eine angelhakenförmige Spitze besitzen und so auf jeden Fall eine lokale Blutung hervorrufen. Ein solcher Punkt ist der Blasenpunkt 54 in der Mitte der Kniekehle. Wie gesagt, üblicherweise treten keine Blutungen auf den Stich auf, höchstens gelegentlich durch einen aberrierenden Gefäßverlauf. Diese Blutungen stehen, so wie die absichtlich herbeigeführten, sofort auf geringe Kompression und können höchstens ein Hämatom zurücklassen.

Die Haft- oder Verweilnadeln haben wir schon kurz besprochen. Sie ähneln Reißnägeln mit einem kleinen Führungsgriff auf dem Kopf. Man braucht sie anfangs noch nicht unbedingt. Schließlich gibt es noch Feuernadeln, das sind normale Akupunkturnadeln aus verschiedenen Metallen, die statt des Führungsgriffes eine kleine Schale oben tragen, in der Moxa, das ist ein Artemisiakraut in getrocknetem Zustand, verbrannt und so die Nadel erhitzt wird. Auch diese Vorgangsweise ist auf Einzelfälle beschränkt und für den Anfänger nicht wesentlich.

Unterschiedliche Wirkung von Gold- und Silbernadeln

Unterschiedliche Wirkung von Gold- und Silbernadeln: Eine der am häufigsten in der Akupunktur gestellten Fragen ist die nach dem Unterschied zwischen der Silber- und der Goldnadel. Wann ist diese, wann jene zu verwenden, gibt es Unterschiede in der Wirkung, gibt es Beweise dafür? Die einfachste Antwort kommt wieder aus der überlieferten alten Lehre. Dort werden der Goldnadel (dem roten Metall) tonisierende Eigenschaften zugeschrieben, dem Silber (dem weißen Metall) hingegen sedierende. Diese Faustregel erweist sich in der Praxis als brauchbar. Schwieriger jedoch ist der wissenschaftliche Nachweis dafür. Meines Erachtens ist er trotz zahlreicher Versuche noch nicht endgültig erbracht. So existieren Arbeiten des Koreaners TE SUCK SONG, der, auf Grund seiner Untersuchungen, je nach dem verwendeten Metall Unterschiede in den 17-Ketosteroiden eines 24-Stunden-Harns fand. Mir erscheinen diese Unterschiede nicht besonders signifikant und sind auch noch dem Fehler der kleinen Zahl unterworfen. Die Japaner FUJITA und MINAMI untersuchten ebenfalls diese Frage. Sie riefen in den Schulterpartien von mit Albumin sensibilisierten Kaninchen künstliche Indurationen mittels prolongierter Massagen hervor und beobachteten dann deren Veränderungen sowohl palpatorisch als auch histologisch in drei Gruppen. Die erste Gruppe erhielt nach dieser Schädigung keine weitere Therapie, die zweite wurde einseitig mit Silbernadeln (also der Lehrmeinung nach richtig), die dritte, ebenfalls einseitig, mit Goldnadeln (also eigentlich falsch) behandelt. Diese Indurationen zeigten sich dann deutlich verschieden. Der größte Unterschied bestand zwischen der unbehandelten und den beiden behandelten Gruppen. Bei diesen beiden letzteren ergab sich eine Verkleinerung und Erweichung der Indurationen, bei den unbehandelten Fällen waren solche Veränderungen kaum bemerkbar.

Histologisch jedoch waren sich die unbehandelte und die mit Goldnadeln behandelte Gruppe ähnlich, deutlich different hingegen war die mit Silbernadeln behandelte Gruppe. Die beiden Autoren kommen daher zu dem Schluß, daß eine Differenz zwischen Gold- und Silbernadeln vorhanden sein muß und sehen dies für die Behandlung der Allergien als bedeutungsvoll an.

Unterschiedliche Meinungen äußern NAKATANI, der den Unterschied nur gering und vernachlässigungswürdig erachtet, und PRINZING, der, auf Grund von Untersuchungen mittels Urogramm und Arzneimitteltesten, den Unterschied als signifikant und bedeutungsvoll erachtet.

Anders ging MANAKA vor, der die unterschiedliche Wirkung an differenten Punkten untersuchte. Er konnte insbesondere einen Unterschied der Wirkung bei Verwendung des Sedativ- beziehungsweise Tonisierungspunktes feststellen.

Wieder andere Unterscheidungsmerkmale zeigte uns PRODESCU. Er untersuchte die Änderung der Gallenproduktion bei Hunden, und zwar in einem Wechselversuch, wobei er zuerst mit Silbernadeln, nach einer entsprechenden Pause mit Goldnadeln behandelte. Die so erhaltenen Ergebnisse wurden dann mit denen nach Decholin-Gaben verglichen. Sie ergaben eine höhere Wirkung bei der Nadeltherapie gegenüber dem *Decholin*. Im ersten Moment erschien dabei der Unterschied von Gold- und Silbernadel nicht augenfällig, jedoch zeigte sich bei der Nachbehandlung eine bessere Wirkung bei der Verwendung von Goldnadeln.

WOGRALIK maß das elektrische Potential der verschiedenen Nadeln. Er konnte bei den üblichen Goldnadeln ein Potential von plus 0,285, bei den Silbernadeln ein solches von plus 0,048 nach der Wasserstoffskala feststellen. Das heißt, daß ein deutlicher Unterschied zwischen diesen beiden Metallen besteht, der noch in seinem Verhältnis zum umgebenden Gewebe an Bedeutung gewinnt, denn hier kann sich die Silbernadel zum Gewebe sogar als negativ erweisen.

Dieses scheinbare Pro und Kontra darf uns nicht verwirren. Wir wissen ja, daß das Gewebspotential durch die liegende Nadel sowieso verändert wird und werden das entstehende Potentialgefälle zwischen beiden verschiedenen Metallen für die Therapie benutzen. Wir halten uns daher am besten an die alte Faustregel, daß bei jeder Akupunktursitzung immer Nadeln aus beiden Metallen verwendet werden sollen, allerdings nicht im Verhältnis 1 : 1, sondern stets 3- bis 4mal soviel Silbernadeln als goldene. Die Erfahrung lehrt, daß Silber beruhigend wirkt, sowohl in psychischer Hinsicht, als auch entzündungshemmend, insbesondere bei den unspezifischen Entzündungen, die einen Großteil der für die Akupunktur geeigneten Fälle ausmachen.

Wichtiger als die Unterscheidung der Metalle scheint aber die Auswahl der richtigen Punkte zu sein. Schließlich kann man ja von ihnen aus auch mittels der Stahlnadeln und sogar durch eine Punktmassage ähnliche Effekte erzielen. Wenn wir trotzdem am Edelmetall festhalten, hat dies nicht zuletzt seine Begründung in dessen oligodynamischer Wirkung. Wir haben daher bei der Akupunktur mittels Edelmetallnadeln eine Infektion kaum zu befürchten, da es sich bei diesen Nadeln um Vollnadeln und keine Kanülen handelt. Es ist aber darauf hinzuweisen, daß heutzutage schon aus forensischen Gründen eine Sterilisation aller Nadeln durchgeführt werden sollte. Die Silbernadeln werden dabei sehr rasch verfärbt, weniger die goldenen, weswegen es sich empfiehlt, die Edelmetallnadeln im Autoklaven zu sterilisieren.

Vor dem Einstich selbst erfolgt eine Reinigung mittels Merfenbausches. Praktisch geht das so vor sich, daß die vorgesehene Anzahl von Nadeln einem Behältnis entnommen und in einem mit Merfentinktur getränkten Wattebausch in der linken Hand gehalten wird. Zum Einstich wird nun jeweils eine Nadel durch diesen Bausch gezogen und sodann eingestochen. Ich sterilisiere meine Nadeln im Heißluftsterilisator oder Autoklaven. Natürlich haben Stahlnadeln keine oligodynamische Wirkung und sind daher immer vor Gebrauch zu sterilisieren. Ebenso verfahre ich mit den sogenannten Haft- oder Verweilnadeln. Um keine zeitraubenden Unterbrechungen zu erfahren, empfiehlt sich, bei etwas größerer Patientenzahl, die Anschaffung mehrerer Garnituren von Nadeln. Man findet auch im Handel Etuis, die zur Aufnahme einer größeren Anzahl von Nadeln, auch Japannadeln, eingerichtet sind. In ihnen hängen die Nadeln und können so nicht an der Spitze beschädigt werden. Stumpfe Nadeln kann man mehrmals mittels eines Ölsteines nachschleifen, wenn sie Grenzwerte erreichen, sind sie durch neue zu ersetzen. Vor und nach jeder Behandlung sind die Nadeln zu zählen, da es nicht selten vorkommt, daß einige abfallen und eventuell in die Kleidung des Patienten gleiten können.

Wir fassen also die unterschiedliche Wirkung der Gold- und Silbernadeln dahingehend zusammen, daß ein solcher Unterschied nicht absolut wissenschaftlich bewiesen ist, daß aber nicht nur die Erfahrung und die Regeln der Energieregulierung die

Verwendung solcher Nadeln verlangen, sondern daß auch deren Potentialgefälle untereinander und zum Gewebe, sowie deren oligodynamische Wirkung uns nur Vorteile,
aber keine Nachteile bringen können.

Zwischenfälle
bei der
Nadelung

Zwischenfälle bei der Nadelung: Um es gleich vorweg zu sagen, es gibt keine schwer-
wiegenden Zwischenfälle bei der Akupunktur. Dennoch treten manchmal kleine
Schwierigkeiten dabei auf, die nun besprochen werden sollen. Am häufigsten ist die
Angst der Patienten vor dem ersten Stich. Es gibt verschiedene Möglichkeiten, sie zu
bekämpfen. Zuerst muß man den Patienten darauf aufmerksam machen, daß er einen
kleinen Schmerz fühlen wird. Das wurde ihm meist schon von seiten ehemaliger
Patienten berichtet, jedoch wird dieser Schmerz in deren Erzählungen meist entweder
unter- oder übertrieben. Bevor man die erste Nadel setzt, tastet man zuerst die Hautpartie, in die die Nadel gesetzt werden soll, nach Verspannungen ab. Hat man den
Eindruck, daß der Patient aus Angst verspannt ist, so massiere man die in Aussicht
genommenen Stellen jeweils vorher kurz mit der Fingerbeere. Die Chinesen empfehlen
dabei, ebenso wie in der chinesischen Massage, zur Beruhigung in der Richtung gegen
den Uhrzeigersinn leichte, drehende Bewegungen über dem Punkt auszuführen. So
zeigt sich sehr bald eine Entspannung der betreffenden Hautpartie und die Nadel
kann nun leicht in die gewünschte Tiefe, mittels einer leicht drehenden Bewegung, in
einem Zug eingeführt werden. Man kann diese Tiefe dadurch bestimmen, daß man
einen Finger der die Nadel führenden Hand so weit wegspreizt, daß er bei Erreichung
der Tiefe als Bremse wirkt, indem er auf die Haut auftrifft. Bei Stichen in größere
Tiefen wird man jedoch nicht in einem Zug bis dahin stechen, sondern nach Durch-
dringen der Cutis mit leichten, drehenden Bewegungen immer tiefer gehen, bis der
oben beschriebene „Schlag" ausgelöst wird. Dann ist der Druck sofort nachzulassen
und die Nadel bleibt in situ.

Auch bei dieser Form wird der Drehung der Nadel eine Bedeutung zugeschrieben.
In Übereinstimmung mit der Lehre der chinesischen Massage wird der Richtung mit
dem Uhrzeigersinn eine tonifizierende Wirkung zugeschrieben, in der Gegenrichtung
eine sedierende. Daher wird auch beim Setzen der Nadeln in die Tiefe Bedacht auf
die Eigenschaften des betreffenden Punktes genommen und sinngemäß die Richtung
gewählt.

Ist der Patient besonders ängstlich oder empfindlich, hat sich mir eine Koordinierung
mit einem Hustenstoß empfohlen. Ich lasse also den Patienten auf Kommando husten,
nachdem der Punkt genau anvisiert wurde. Auf der Höhe des Hustenstoßes tritt eine
sehr weitgehende Entspannung auf, die Nadel gleitet dann rasch und unbemerkt in
die gewünschte Tiefe, die wiederum durch Abstützen mit einem Finger auf die Haut
reguliert werden kann.

Sehr selten kommt es auch zu Kollapsen, insbesondere aus psychischen Gründen.
Diese kommen praktisch nur bei Männern, da wieder bei robusten Typen, vor, bei
Frauen habe ich derlei noch nie erlebt. Es empfiehlt sich daher, solche Patienten stets
liegend zu behandeln. Jeden neuen Patienten sollte man daher grundsätzlich die ersten
Male liegend behandeln, während man später ohne weiteres sitzend oder notfalls auch
stehend behandeln kann. Einen dennoch auftretenden Kollaps bekämpft man am
besten und schnellsten ebenfalls mit Akupunktur. Man verwendet dafür die Punkte
H 9 und KS 9, die jeweils 2 mm proximal und medial vom radialen Nagelwinkel des
V. beziehungsweise III. Fingers dorsal gelegen sind. Beide sind Tonisierungspunkte
ihrer Meridiane und können mit der Goldnadel gestochen werden, übrigens auch bei
allen Kollapsen ohne vorhergehende Akupunktur. Meist muß man gar keine Nadel
setzen, sondern es genügt ein kräftiger Druck mit dem Fingernagel auf diese Punkte.
Auch dies ist aus der chinesischen Massagelehre entnommen, und wir können die
daraus folgenden Nutzanwendungen so zusammenfassen: Zur Tonifizierung verwendet

man den Fingernagel und vollführt mit ihm auf dem Punkt entweder einen starken Druck oder drehende Bewegungen im Uhrzeigersinn. Zur Sedierung verwendet man die Fingerbeere und vollführt mit ihr unter leichtem Druck kreisende Bewegungen gegen den Uhrzeigersinn. Manchesmal kann man dadurch bei Kindern, seltener beim Erwachsenen den Einstich von Nadeln sogar vermeiden und zu ähnlichen Resultaten kommen.

Vorzeitig abfallende Nadeln: Diesem Phänomen begegnet man sehr häufig. Meist als Folge einer Verkrampfung, hervorgerufen durch psychische Verspannung oder physisch durch das längere Verharren in einer, manchmal nicht bequemen Position, werden die Nadeln früher ausgestoßen, als das zu erwarten wäre. Bei am Kopf gesetzten Nadeln sollte der Patient daher in der ersten Phase auch nicht sprechen, da durch die damit verbundenen Bewegungen der mimischen Muskulatur die Nadeln in Schwingungen kommen und dadurch bald aus mechanischen Ursachen abfallen. Abgefallene Nadeln sind zu ersetzen, jedoch nicht öfter als zweimal pro Sitzung ein und dieselbe Nadel. Es kann natürlich auch vorkommen, daß der Reaktionsablauf an einem Punkt bedeutend schneller ist, als an den meisten anderen. Dies erkennt man daran, daß die wieder eingestochene Nadel meist nach Sekunden wieder abfällt, beziehungsweise daß der entstandene rote Hof deutlich ausgeprägt erscheint. Solche Nadeln werden nicht wieder ersetzt, sondern man wartet zu, bis die Reaktion auch auf allen anderen Stellen deutlich wird. Bei zu seichtem Einstich, besonders des Anfängers, ist obiges natürlich nicht gültig.

Vorzeitig abfallende Nadeln

Anomalien und Nachblutungen: Es kommt vor, daß die Lokalisation eines Punktes durch ein Anhangsgebilde der Haut (Warzen, Pigmentflecke usw.) eingenommen ist. In einem solchen Fall soll man natürlich nicht in dasselbe stechen, besonders nicht in pigmentierte Warzen. Weiters kann ein ulcus cruris meist sich über das Areal des dafür besonders geeigneten Behandlungspunktes MP 6 erstrecken. In diesen Fällen muß man andere Punkte (nach Symptomatik oder den Regeln des Energieausgleiches) suchen, die keine solchen Veränderungen aufweisen. Diese Möglichkeit besteht immer.

Anomalien und Nachblutungen

Anders verhält es sich mit auf Punkten oder Meridianen gelegenen Narben. Aus der Histologie wissen wir, daß der Ersatz zerstörten spezifischen Gewebes meist durch Bindegewebe erfolgt. Das heißt, die ursprüngliche Funktion wird nicht mehr reparabel sein, das neue Bindegewebe kann nur unterstützend einspringen, um die Funktion des verbliebenen Restes spezifischen Gewebes zu fördern. Dazu ist es insoweit in der Lage, als es, wie wir besprochen haben, in die primitive Regulationsleistung des Interstitiums eingreift. Dies gilt jedoch nur für den störungsfreien Aufbau des Ersatzgewebes. Andernfalls haben wir es mit einer Störstelle (welchen Ausdruck man anstatt Herd oder Fokus heute besser verwenden sollte) und in deren Umgebung mit einem Störfeld zu tun. Beide sind in der Lage, das Milieu und das energetische Geschehen in diesem Bereich, meist nachteilig, zu verändern.

Es kann daher vorkommen, daß Patienten mit solchen, in obigem Sinn veränderten Narben, von den dort gelegenen Punkten und Meridianen aus blockiert erscheinen, das heißt, der gesetzte Reiz kommt nicht zum Durchbruch. In diesen Fällen kann man nicht selten durch Umstechen der Narbe mit einigen Silbernadeln oder durch Unterspritzung mit *Novocain, Impletol* usw. die Reaktionsfähigkeit wiederherstellen. Man achte bei allen abnormen Reaktionen auf Akupunktur und auch bei scheinbaren Unstimmigkeiten in der Anamnese auf derlei Narben, die nicht immer sehr groß sein müssen und meist oberflächlich völlig normal aussehen. Mit den schon erwähnten Punktsuchgeräten auf der Basis elektrischer Widerstandsmesser kann man solche Narben auch als Störstellen oder -felder erkennen.

Schließlich kann über einen Punkt auch ein aberrierendes Gefäß ziehen. Ist es sichtbar, wird man den Einstich dort vermeiden oder den Einstichwinkel so wählen, daß eine Blutung vermieden wird. Das gleiche gilt für Hämatome, die während oder nach der letzten Behandlung aufgetreten sind. Unmittelbar nach der Nadelentfernung auftretende Blutungen können stets durch Kompression unterbunden werden und bedürfen keiner weiteren Medikation. Selten kratzen Kleidungsstücke oder die Patienten selbst nach der Behandlung an den Einstichstellen, wobei es zur Sekundärinfektion kommen kann, die in üblicher Weise lokal zu behandeln sein wird.

Ist über Gelenken oder an den Unterschenkeln ein Ödem vorhanden, so stellt dies keine Kontraindikation für dort zu verwendende Punkte dar. Man sieht dabei nach der Behandlung das Austreten von Gewebsflüssigkeit, das sich noch durch einige Zeit fortsetzen kann. In diesen Fällen empfiehlt sich die Auflage eines sterilen Gazestreifens.

Extrem selten finden sich Überempfindlichkeitsreaktionen, insbesondere auf Silber. In einem solchen Fall ist ein Versuch mit Stahlnadeln empfehlenswert.

Wir fassen dahingehend zusammen, daß während und unmittelbar nach der Akupunktursitzung Zwischenfälle auftreten können, die jedoch nie zu ernsten Komplikationen führen. Die nötigen Gegenmaßnahmen wurden jeweils angeführt. Auf die manchmal besondere Stellung der Narben wurde hingewiesen.

Reaktionen nach der Akupunktursitzung: Wir haben nun über die Nadeln und die Technik des Einstiches (wenn auch ohne Eingehen auf das Stechen in Richtung oder Gegenrichtung des Energieverlaufes oder der Synchronisation mit der Atmung des Patienten) sowie über die Verweildauer der Nadeln in situ und allfällige Zwischenfälle gesprochen. Jetzt müssen wir die Reaktionen auf den Stich und die Abstände der einzelnen Behandlungen noch besprechen. Die ersten Reaktionen haben wir schon erwähnt, nämlich die Ausbildung eines roten Hofes um die liegende Nadel und, wo das nicht deutlich wird, das Phänomen der nicht mehr auftretenden Vorwölbung der Haut beim Entfernen der Nadel. Wir haben weiters erwähnt, daß die Zeit, bis diese Phänomene eintreten, ganz verschieden sein kann und abhängig ist von der Konstitution des Patienten, seiner Tagesverfassung, der Temperatur im Freien und im Behandlungsraum, also sowohl von endogenen als auch exogenen Faktoren.

Reaktionen nach der Akupunktursitzung

Tritt aber nach einer richtig gewählten Behandlung überhaupt keine Reaktion auf, dann muß man an eine Reaktionsstarre denken. Wir haben bei der vegetativen Regulation die 4 Normalkurven schon angeführt. Dort haben wir gesagt, daß die Reaktionsstarre eine Akupunkturbehandlung unmöglich macht. Es gibt nun eine totale und eine partielle Reaktionsstarre. Zur Überwindung der totalen dient manchmal folgendes Verfahren: die Elpimed-Insulin-Schaukeltherapie. Dabei handelt es sich um eine, im Abstand von einigen Tagen gereichte, dreimalige Gabe von *Elpimed* (einem von Lutz und Pischinger angegebenen Präparat, das der Einleitung von Basisreaktionen dient). Sodann wird diese Therapie nach 3 Tagen durch eine einmalige Dosis von 10 bis 15 IE Altinsulin, das den Antagonisten zum *Elpimed* darstellt, unterbrochen. Nach meist mehrmaliger Durchführung dieses Zyklus kann man dann oft das Ansprechen solcher reaktionsstarrer Fälle sehen und sodann die Akupunktur einsetzen.

Bei der partiellen Reaktionsstarre sieht man wohl das Auftreten allgemeiner Reaktionen, die gewünschte spezifische Reaktion jedoch bleibt aus. Dieser Zustand ist meist durch entsprechende Störfelder verursacht, die zuerst ausgeschaltet werden müssen. Sie zeigen sich meist von selbst, derart, daß innerhalb der ersten vier Sitzungen plötzlich die Störstelle (Herd) akut wird. Diese Vorgänge sind meist so heftig, daß nur eheste chirurgische Sanierung sinnvoll ist. Danach ist der Organismus nach einer Erholungsphase von etwa 3 Wochen in der Lage, gut und rasch auf die Akupunkturtherapie anzusprechen.

Abstände der einzelnen Sitzungen: Diese Frage ist eng an die Reaktionen gebunden. Hier treten die 4 verschiedenen Reaktionstypen nach PISCHINGER analog in der Praxis auf. Der Behandlungsabstand ist davon absolut abhängig. So reagiert der der Normalkurve entsprechende Patient meist mit einer kurzdauernden initialen Besserung, die manchmal sogar den Charakter eines Sekundenphänomens nach HUNEKE aufweist. Üblicherweise hält diese Phase jedoch nur Stunden, höchstens Tage an, dann ist der Status quo ante wieder manifest. Nach der zweiten, mehr noch nach der dritten Behandlung reagiert dieser Typ mit einer deutlichen Verschlechterung. Daß diese Verschlechterungen reaktiver Art sind, geht, außer aus dem Analogieschluß mit den Vergleichskurven, auch aus der Tatsache hervor, daß sonst schmerzstillende oder überhaupt wirksame Medikamente in dieser Phase keine Wirkung zeigten. Nach Ende dieser Phase ist diese Wirkung notfalls jedoch wieder zu erzielen, auch bei gleicher Intensität der Beschwerden oder Schmerzen. Nach der vierten Behandlung bahnt sich eine grundlegende Veränderung der Reaktion an, ausgezeichnet durch eine Abnahme der Beschwerden. In individueller und gradueller Abhängigkeit sind dann noch weitere Sitzungen erforderlich, deren Zahl von 6—12 schwanken kann. Abweichungen von diesen Richtlinien sind nicht selten, man sollte daher die Flinte nicht zu früh ins Korn werfen. Die erzielten Erfolge sind bei dieser Gruppe meist lange anhaltend. Die Reaktionen selbst bestehen in einer Verschlechterung der beklagten Beschwerden, die aber nicht selten über diese noch hinausgehen und so eine breitere Störung anzeigen, als sie auf Grund der vom Patienten geäußerten Beschwerden erwartet werden konnte. Sie sind in etwa mit den Reaktionen nach Bäderkuren (letztlich auch einer Hautreiztherapie) zu vergleichen.

Wichtig ist noch zu sagen, daß solche Reaktionen nicht nur, wie eben ausgeführt, sich großwellig über die ganze Behandlung hin erstrecken, sondern daß sie, wenn auch in abgeschwächter Form, nach jeder einzelnen Behandlung sich zeigen. Wir haben also zwei Kurvenbilder übereinanderliegen, im allgemeinen Ablauf formmäßig ähnlich, jedoch zeitlich ganz verschieden. Diese Interponierung finden wir auch bei den anderen Reaktionstypen, die den anderen Standardkurven entsprechen. Der Häufigkeit nach folgt der Normalkurve, wie wir sie soeben kennengelernt haben, eine für den Patienten erfreulichere.

So sieht man bei diesem zweiten Typ schon nach der ersten Behandlung eine eklatante Besserung, ja manchmal ist bei der zweiten Sitzung eine Behandlung gar nicht mehr nötig, da keinerlei Beschwerden mehr bestehen. In diesen, sowie in allen Fällen akuten Geschehens, die primär in Akupunkturbehandlung kommen, soll man nach einer solchen spektakulären Besserung mit der nächsten Sitzung warten. Es kann sonst passieren, daß der so leicht gewonnene Effekt durch weitere Therapie zunichte gemacht wird. Denn die Akupunktur ist eine harmonisierende Therapieform und kann nicht über die Norm hinaus nach der Gegenseite wirken. Wir können also nicht eine gute Funktion zu einer Superfunktion wandeln, wenn diese Möglichkeit im Organismus nicht schon vorhanden ist und, wenigstens zeitweilig, in der Vergangenheit offenbar wurde. Behandelt man solche Fälle trotzdem weiter, schlägt man die normale, bereits stattgehabte Regulation zusammen und muß dann auf einer viel tieferen Basis neu beginnen. Es sei hier eine dringende Warnung vor einer, sonst in der Medizin nicht unüblichen „Prophylaxe" bei dieser Reaktionsgruppe ausgesprochen. Da man die verschiedenen Reaktionstypen aber nicht a priori unterscheiden kann, möge man sich an den oben geschilderten, typischen Verläufen orientieren.

So angenehm für den Patienten und spektakulär für das Renommé diese zweite Gruppe zu sein scheint, die erzielten Wirkungen halten bei weitem nicht so lange an, wie die bei der ersten Gruppe erzielten. Meist sehen wir diese Patienten nach einem Jahr mit gleichen oder ähnlichen Beschwerden wieder, die jedoch auch in jedem Wiederholungsfall ebensoschnell verschwinden.

Ähnlich, aber nicht gleich verhält sich auch die Gruppe der Fälle von Dauerbehandlungen (BISCHKO). Der Unterschied besteht darin, daß bei den Fällen von Dauerbehandlung der Patient nur beschränkt reversibel erkrankt ist oder sich in einer beschränkten Abwehrlage und Reaktionslage befindet. Hier kann man nicht, wie bei der zweiten Gruppe, eine echte Besserung erzielen, sondern die Beschwerden erscheinen nur verbessert, bei längerem Aussetzen der Behandlung aus äußeren Gründen geht aber dieser Effekt bald verloren und ist dann nur langsam wieder aufzubauen. Es hat also bei der Dauerbehandlung eine echte Umstimmung nicht stattgefunden, sondern eher eine Adaptierung des Organismus an die spezifische Störung. Die Fälle von Dauerbehandlung müssen also viel häufiger zur Behandlung erscheinen, die Abstände der einzelnen Sitzungen betragen höchstens wenige Monate, oft nur Wochen. Sie kommen nicht allzuoft vor, der Erfolg läßt sich nur auf der Negativseite bei ihnen ablesen, denn wenn sie nicht kommen, geht es ihnen schlecht, kommen sie, geht es besser, also eine Art Substitutionstherapie.

Schließlich haben wir noch die dritte Gruppe zu besprechen. In diesen Fällen erhält man auf die erste Behandlung hin eine nicht unbeträchtliche Verschlechterung, die bei weiteren Behandlungen sich langsam bessert (manchmal allerdings auch noch zunimmt). In diesen Fällen bedarf es großer Geduld von beiden Seiten und einer langen Behandlungszeit. Der Unterschied zur Reaktionsstarre ist aus den, wenn auch negativen Reaktionen, eindeutig gegeben. Hier kann man überhaupt keine Zahlen für die Behandlungsdauer nennen, da sehr starke individuelle Einflüsse vorliegen. Sie ist unzweifelhaft die unangenehmste Reaktionsform, für beide Teile.

Zur Leitung einer Akupunkturbehandlung ist also nach dem Gesagten die Mitarbeit des Patienten, in Form von Beobachtungen über seine Reaktionen auf den Nadelreiz, vonnöten. Darin liegt eine große Schwierigkeit, denn die meisten Menschen haben das Beobachten verlernt und liefern so keine Anhaltspunkte, andere verfallen gerne ins Gegenteil, das, weil letztlich iatrogen, unbedingt zu bekämpfen ist. Wir erhalten also zu wenig oder zuviel Informationen vom Patienten. Man muß sie daher erst förmlich erziehen, sich richtig zu beobachten. Meist erhält man einen Überblick über die Persönlichkeit mit einigen Fangfragen, die aber keine Suggestivfragen sein sollten. Ein guter Kontakt mit dem zuweisenden Kollegen und gelegentliche Kontrollen seinerseits erweisen sich als wertvoll.

Man lernt aber schneller, als man jetzt vielleicht denkt, diese vier Haupttypen sicher zu unterscheiden. Die normale Gruppe macht etwa 80% aller Fälle aus, die positiv reagierende ca. 15%, der Rest verteilt sich ziemlich gleichmäßig auf negativ Reagierende und Reaktionsstarre.

Wie schon gesagt, ist die herrschende Wetterlage bei der Beurteilung der Reaktionen zu berücksichtigen. Die von MARESCH beschriebenen Phänomene der Inversion und des Feuchtigkeitssprunges können eine an sich gute Beobachtung des Patienten nämlich dann in einem ganz anderen Lichte erscheinen lassen. In Orten, wo keine laufenden Aufzeichnungen über derartige meteorologischen Erscheinungen durchgeführt werden, kann man durch Vergleich mit eigenen oder von anderen wetterfühligen Patienten verspürten Veränderungen leicht zu bindenden Schlüssen kommen. In einer größeren Praxis und mit etwas Erfahrung macht das relativ wenig Schwierigkeiten.

Normale
Behandlungs-
abstände

Normale Behandlungsabstände: Wir dürfen annehmen, daß der beste Behandlungsabstand zwischen den einzelnen Sitzungen 5—7 Tage beträgt. In der Praxis wird sich daher der Wochenabstand als das günstigste erweisen. Anders ist es bei den Fällen von Lähmungen, wobei tägliche Sitzungen, über eine gewisse Zeitspanne hin, keine Seltenheit darstellen. Wieso erscheint uns der Wochenabstand plausibel? Nach den Arbeiten von KELLNER (in Vorträgen von BISCHKO und FEUCHT zitiert) handelt es sich beim Stich mit der Akupunkturnadel um eine Mikrowunde, die ebenfalls den Gesetzen der Wundheilung folgt. Bei dieser sind prinzipiell zwei Phasen zu unterscheiden, eine anfängliche Regression und eine daran anschließende Reparation. Die Regression enthält mehrere rasch ablaufende Vorgänge zum Zwecke der Erhaltung noch lebensfähiger Gewebe und der Demarkation von der Nekrose anheimfallenden Gewebsanteilen. Wir unterscheiden bei der Wundheilung eine anfängliche Fermentphase, die mit Vorgängen zur Demarkation parallel läuft. Diese Demarkation wird durch granulozytäre und leukozytäre Infiltrate bewerkstelligt. Danach sehen wir das Erscheinen von phagozytierenden, mononukleären Zellen, die beide vorhergehenden Phasen überdauern. Nach 36 Stunden treten saure Mukopolysaccharide auf, die bis zum 3. Tag zu beobachten sind. Erst um den 5. bis 6. Tag werden durch die Freigabe von bisher gebundenem Wasser zum Substrattransport die Verhältnisse für die eigentliche Reparation, als der zweiten großen Phase der Wundheilung, geschaffen.

Diese Wundheilung kann nun in allen ihren Phasen gestört werden, wobei diese Störung, je nach gerade herrschender Phase, verschieden sein kann. Solche gestörte Bereiche können nun von sich aus zu einer Störstelle (Herd) werden und sind dann Zentren größter, irritierender, energetischer Vorgänge. Wir sollten daher diesen Wochenabstand überall dort beibehalten, wo er nur halbwegs möglich ist. Seltener ergibt sich die Notwendigkeit, einen Patienten aus äußeren Gründen (Beschränkung seines Aufenthaltes bei Ausländern, Schauspielern usw.) innerhalb kürzerer Zeit mehreren Behandlungen unterziehen zu müssen und dadurch den normalen Behandlungsabstand verringern zu müssen. Ich möchte aber doch mit Nachdruck darauf hinweisen, daß gehäufte Behandlungen mitunter verstärkte Reaktionen, meist nach der negativen Seite hin, auslösen können.

Abnormale Behandlungsabstände: In allen diesen Fällen sieht man meist sehr deutlich, daß sich die einzelnen, oft im Abstand von nur 2 bis 3 Tagen verabfolgten Behandlungen kumulieren, da während des Ablaufes nach der ersten Reaktion schon eine zweite, ja sogar dritte daraufgesetzt wird. Die Blockadefrist für einen neuen Reiz ist wohl schon nach etwa 20 bis 30 Minuten aufgehoben, die Reaktion geht aber, wie bei der Wundheilung erwähnt, noch über Tage weiter. Wir sehen daher bei allen diesen Fällen meist eine starke Verschlechterung (ähnlich der negativen Reaktionsphase von vorher), die auch nach Ende der Behandlungen weiter bestehen bleibt. Daher muß man vor Einsetzen einer solchen Behandlung die Patienten unbedingt darauf hinweisen, daß sie mit Verschlechterungen, die durch die Häufung der Reize das ursächliche Krankheitsbild bei weitem übertreffen können, rechnen müssen. Nach solchen gehäuften Behandlungen muß eine 1- bis 2-monatige Pause erfolgen; erst nach deren Ablauf kann der Effekt beurteilt werden. Er wird dann positiv sein, wenn von Anfang an das Krankheitsbild richtig erfaßt und zweckentsprechend angegangen wurde; eine Korrektur während dieser gehäuften Therapie ist nur sehr schwer möglich und wird dem Anfänger größte Schwierigkeiten bereiten.

Anders geht es bei Behandlungen, wo der Abstand zwischen den einzelnen Sitzungen, ebenfalls aus äußeren Gründen, größer ist als eine Woche. Natürlich ist ein Erfolg solcher Behandlungen vom Reaktionstyp abhängig. Bei den sogenannten positiven Reaktionstypen wird er nicht nur nicht störend, sondern sogar normal sein. Ebenfalls größere Abstände muß man bei normal oder positiv Reagierenden dann einhalten, wenn es sich um die akute Exazerbation eines chronischen Leidens handelt. Dies ist insbesondere bei Rezidiven von Ischias der Fall. Ist hier nach der ersten Behandlung eine deutliche Besserung von 75 % oder mehr der Beschwerden vorhanden, sollte man mit der zweiten Sitzung so lange warten, bis dieser Prozentsatz wieder absinkt. Tut er dies nicht, ist keine weitere Behandlung anzuwenden, auch nicht, wenn der Patient das dringend wünscht. Dieser letzte Satz erscheint im ersten Moment etwas

Abnormale
Behandlungs-
abstände

sonderbar. Aber sehr bald sieht man in einer größeren Praxis, daß die Patienten die Tendenz haben, eine Behandlung über Gebühr fortzusetzen. Manchmal werden sogar Beschwerden simuliert oder überbewertet, nur um nochmals gestochen zu werden. Dieser Effekt erklärt sich aus der regulativen Wirkung der Akupunktur auf das Vegetativum. Die Patienten fühlen sich allgemein in besserem Zustand, sie sind psychisch ausgeglichener und fühlen sich körperlich sehr wohl. In diesen Fällen muß man oft eine gesunde Härte walten lassen und darf die Leitung einer Behandlung nicht aus der Hand geben. Denn es kann durch ein Zuviel an Behandlung, nach Erreichung des gewünschten Effektes, eher geschadet, als weiter genützt werden.

Dauer der
Gesamt-
behandlung

Dauer der Gesamtbehandlung: Als oberster Leitsatz gilt hier die objektive und subjektive Beschwerdefreiheit des Patienten. Tritt sie zögernd auf, sollte man nach der ersten, wesentlichen Besserung den Behandlungsabstand probeweise auf zwei Wochen ausdehnen. Bewährt sich dieser Abstand, kann er, sobald als möglich, auf drei und vier Wochen erhöht werden. Eine Gesamtzahl von 15 Behandlungen sollte, außer in Ausnahmefällen wie Lähmungen usw., nicht überschritten werden. Ist dann kein positives Resultat eingetreten, handelt es sich entweder um eine Reaktionsstarre oder eine irreversible Störung, die einer Behandlung nicht zugänglich ist. Zeigt sich nur ein geringes positives Resultat, so ist die Behandlung trotzdem auf 2 bis 3 Monate zu unterbrechen, kann aber dann wieder in typischer Weise fortgesetzt werden.

Wir fassen dahingehend zusammen, daß der normale Behandlungsabstand 5—7 Tage beträgt und nur in einzelnen Fällen über- beziehungsweise unterschritten werden soll. Ein Zusammenhang mit der normalen Wundheilung scheint gegeben. Eine Zahl von 15 Behandlungen en suite sollte nicht überschritten werden. Einer nach Eintritt einer Besserung zu veranlassenden Streckung der Behandlungsabstände ist der Vorzug zu geben. Dadurch kommt es auch nicht zu einem abrupten Ende der Behandlung, sondern man schleift sich aus dem Patienten aus. Eine Nachbeobachtung geheilter Fälle ist, wo dies möglich ist, insbesondere für die Statistik und Dokumentation, aber auch aus rein medizinischen Gründen, wünschenswert.

Achtung!

Nach Röntgen- oder Radiumbestrahlungen muß man ein halbes bis ein ganzes Jahr mit dem Einsetzen einer Behandlung warten. Durch die Bestrahlung ist der Organismus blockiert, daher keine erfolgreiche Behandlung möglich, ebenso nicht nach Bäderkuren mit nachfolgenden Reaktionen. Hier muß man 1—2 Monate abwarten. Während der ersten Regeltage dürfen G 3, N 6 und MP 6 nicht gestochen werden, ebenso nicht B 31. Bei Schwangeren dürfen diese Punkte ebenfalls nicht gegeben werden.

Ferner wirken andere Medikamente während einer gleichzeitigen Akupunkturbehandlung stärker als üblich, insbesondere kann Digitalis schneller kumulieren als sonst. Konträre Hormone (z. B. Androgene bei Frauen und vice versa) können stärker, Cortisone schwächer die Wirksamkeit der Akupunktur herabsetzen. Das Gleiche gilt für Thyreostatika.

Auch in der Akupunktur-Analgesie sehen wir verminderte Wirkung oder späteres Einsetzen derselben, wenn die Patienten medikamentös in üblicher Weise vorbereitet wurden.

Siebentes Kapitel

DIE INDIKATIONEN FÜR DIE AKUPUNKTUR

Nach Besprechung aller wichtigen theoretischen Grundlagen der Akupunktur wollen wir uns nun ganz der praktischen Seite dieser Therapie zuwenden. Wir wollen daher insbesondere auf diejenigen Krankheitszustände eingehen, die dem Anfänger gute Erfolgschancen bieten und mit deren Behandlung er seine akupunkturistische Tätigkeit beginnen sollte. Es ist nämlich rätlich, mit eher einfachen Störungen zu beginnen und nicht, wie das leider allzuhäufig geschieht, mit einem besonders komplizierten Fall. Es ist verständlich, daß sich der kritische Arzt rasch überzeugen möchte, ob es sich überhaupt lohne, sich mit der Akupunktur zu beschäftigen und daher versucht, in einem seiner schwierigen Fälle — der womöglich therapieresistent und nicht selten auch noch reaktionsstarr ist — das Gesagte zu überprüfen. Aber es fehlen da eben die nötigen Erfahrungen und so haben schon viele auf diese Art Schiffbruch erlitten, die Schuld aber nicht bei sich selbst gesucht, sondern einfach die Methode verworfen und sich so mehr geschadet als genützt.

Wir wollen die einzelnen Krankheitsbilder auch gleich klassifizieren, und zwar fassen wir in Gruppe I die relativ leicht beeinflußbaren Zustände zusammen, in II. die etwas schwieriger und seltener erfolgversprechenden und in III. diejenigen, die schon mehr Mühe bereiten. Als Anfänger sollte man sich erst auf die Gruppe I. beschränken, wenngleich es auch hier negative Ausnahmen — wie überall in der Medizin — geben kann. Die systematische Abhandlung der Punkte mit Bezeichnung ihrer Lokalisation und Symptomatik folgt dann in einem späteren Kapitel!

Obgleich aus lerntechnischen Gründen sowie auch im Sinne einer ja stets notwendig individuellen Therapie (die nie durch sogenannte Kochrezepte ersetzt werden kann) diese Systematik vorgezogen werden sollte, möchte ich doch erst mit der Beschreibung der für die Akupunktur besonders zugänglichen Erkrankungen fortfahren, um das Interesse an der Methode und die Motivation auch für die eher trockene Punktesymptomatik zu stärken. Beginnen wir am Kopf.

Zephalalgien: Hier gilt wieder das schon beim Kapitel über die Pulse Gesagte, nämlich, daß die hier angeführten Kombinationen nur hinweisend sind und durch einen deutlich anderer Pulshinweis unter Umständen nicht in Frage kommen. Trotzdem wird man sich am Anfang mit bewährten Kombinationen leichter tun und erst im Falle deren Versagens andere Wege beschreiten müssen. Auch die hier angegebenen Metalle haben nur im Regelfall Geltung und sind nicht immer maßgebend. Wir wollen diese Angaben so handhaben, daß die Punkte, die üblich in Gold gestochen werden, dies als Zusatz in Klammer haben. Steht keine besondere Bezeichnung dabei, so verwende man Silber-, eventuell Stahlnadeln. Zephalalgien

Hauptanliegen der Akupunktur bei allen Zephalalgien ist die Normalisierung der Gefäßfunktion im Schädelbereich. Wir können diese auf verschiedenen Wegen erreichen. Handelt es sich um eine allgemeine Schwäche des Kreislaufsystems — was sich auch immer in einem (meist im Sinne von YIN) veränderten Pulsbefund der Taststelle für KS anzeigt — so verwenden wir die Punkte KS 6 oder 7 (Gold). Bestehen Störungen, insbesondere bei Frauen, auf hormonellem Gebiet — was sich in Veränderung der Pulse Niere, Leber und Milz-Pankreas meist manifestiert — wird man statt dessen oder auch dazu den N 8 (Gold) geben. Dieser liegt, wie wir von der Beschreibung der Energieumläufe her noch wissen, auf der Innenseite der unteren Extremität. Das wird aber nur den Patienten verwundern und nicht mehr den Leser dieser Zeilen. Leichte, streng vaskulär bedingte Kopfschmerzen kann man vom Punkt 3E 4 aus angehen, ja die Massage dieses Punktes mit dem Finger kann solche Schmerzen sogar rasch zum (kurzfristigen) Verschwinden bringen. Dies kann diagnostisch oft ein wesentlicher Hinweis sein. Mehr lokal liegen die Punkte für die Steuerung der Hirngefäße. Wir sprechen in unserer Nomenklatur von einer Längs- und einer Querdurchflutung. Für die erstere kommen folgende Punkte in Betracht: LG 19, LG 16, LG 25.

Diese letzteren Punkte sind, um es noch einmal zu wiederholen, auf einem der beiden Gefäße gelegen und daher n i c h t paarig vorhanden wie die Punkte auf den Meridianen. Es entspricht also hier jedem Punkt nur eine Nadel, während die Punkte auf den Meridianen je einer Nadel links und rechts bedürfen. Für die Querdurchflutung kommt der Punkt G 3 in Frage (dieser also wieder beiderseits). Um das Vegetativum direkt zu beeinflussen, bedienen wir uns für einen auf den Vagus wirkenden Reiz des Punktes B 10, für den Sympathikus G 20. Das stellt das Grundgerüst einer Kopfschmerzbehandlung dar. Nun gibt es gerade hier zahlreiche Modalitäten und sekundäre Einflüsse, so zum Beispiel beim Stirnkopfschmerz Restzustände von Nebenhöhlenentzündungen. Hier sind die Punkte B 1 und 2, sowie G 14 von größter Bedeutung. Beim Schmerz auf der Scheitelhöhe müssen wir immer an eine gestörte Darmfunktion denken. Daher werden wir in diesen Fällen die Punkte Di 4 (Gold) und/oder Dü 3 geben. Gerade bei Störungen seitens des Darmtraktes erinnere ich aber an das oben über den Puls gesagte. Im Grundaufbau ist die Behandlung der Kopfschmerzen der der Migräne gleich. Hier ist aber noch eine starke vegetative Komponente zu berücksichtigen, die wir im Sinne der gleichzeitigen Einwirkungen nicht nur von den beiden vegetativ wirkenden Hauptpunkten B 10 und G 20 aus, sondern unter besonderer Berücksichtigung auch der psychischen Wirkungsmöglichkeiten auf das Vegetativum von der Kombination KG 15 und LG 19 her behandeln können. BACHMANN hat diese Kombination einmal sehr treffend als das „Bellergal der Akupunktur" bezeichnet. Damit ist ihre Wirkung sehr gut umrissen. Ausgesprochene Verschlechterungen bei Wetterwechsel oder Abhängigkeit der Anfälle von solchen Änderungen werden mit dem Punkt 3E 15 behandelt, oder besser gesagt, er wird unterstützend hinzugefügt.

Migräne: Eine andere Einteilung und dadurch eine weitere Verwendungsmöglichkeit von Punkten ergeben sich aus einer interessanten Zusammenstellung von ABELE. Seine Angaben beruhen auf der Art und Weise des Auftretens der Migräneanfälle, die er in 3 Gruppen einteilt:

1. Die echte Hemikranie. Dieses klassische Phänomen der Migräne zeigt meist eine Veränderung des Pulses im Bereiche von Gallenblase und Blase im Sinne von *YIN*, während Niere und Leber sich meist im *YANG*-Zustand befinden. Die hauptsächlich von ihm empfohlenen Punkte sind: G 43 und 40 (Gold), B 64 und 67 (Gold), ferner B 2 und 3, G 4 und 17, sowie N 1.

2. Eine Gruppe, die die Verlaufsrichtung der auftretenden Schmerzen vom Nacken beginnend über den Kopf zum Auge hin als Merkmal hat. Diese Beschwerden können sowohl einseitig als auch beidseitig auftreten, sie sind aber wegen des Aufbaues eines echten Anfalles trotzdem der Migräne zuzurechnen. In diesen Fällen ist meist der Meridian Dickdarm im Sinne von *YIN* und der Nieren-Meridian im Sinne von *YANG* verändert. Die Punkte für diese Gruppe sind besonders Di 4 und Dü 7 (Gold), ferner B 1, 2 und 4, sowie N 1 und 3 eventuell auch 6.

3. Schließlich wird noch eine Gruppe dahingehend unterschieden, daß hier der Beginn von Schmerz und Anfall meist beiderseits in der Schläfengegend angegeben wird. Hier sehen wir eine Veränderung der Pulse im Sinne von *YIN* bei Magen und Dünndarm, *YANG*-Pulse werden beim Herz-Meridian gefunden. Die wesentlichen Punkte für diese Form sind: Dü 4, M 36 und 41 (Gold), sowie H 3 und M 1 und 2.

Für alle diese Gruppen kommt noch als gemeinsamer Punkt B 60 in Frage. Es ist dies der Hauptpunkt der Akupunktur gegen alle Schmerzen, insbesondere wirkt er auf solche der langen Rückenmuskulatur. Daher wird dieser Punkt besonders bei der sogenannten Migraine cervicale indiziert sein, zusammen mit LG 13.

Man wird mir jetzt sicher vorhalten, daß ich vorher die Zahl der Nadeln nach oben limitiert habe, nun aber eine ganze Reihe von Punkten angebe, die die genannten Ziffern bei weitem übersteigen. Hier soll aber nur ein weitreichender Katalog ange-

Migräne

geben werden, auf keinen Fall wird man all diese Punkte gleichzeitig geben. Man gibt in der ersten Sitzung nur ein Grundgerüst aus von Anamnese und Symptomatik her indizierten Punkten, wenn man nicht auf Grund des Pulses zu anderen Schlüssen kommt. Zeigt sich nun nach dieser oder mehreren Behandlungen, daß diese Kombinationen nicht oder nicht völlig zum gewünschten Ziel führen, so sind die anderen angeführten Punkte oder vom Puls her indizierte zu verwenden. Dies gilt natürlich auch für alle weiteren, zu schildernden Zustände. Dazu gleich eine weitere allgemeine Bemerkung. Es ist immer wieder einmal möglich, daß man zum Beispiel bei Kopfschmerzen oder Migräne keine vollständige Heilung oder zumindest bemerkenswerte Besserung erzielt, fast immer aber erreicht man dann wenigstens eine Herabsetzung der Schmerzen beziehungsweise eine Verminderung und Verkürzung der Anfälle. Gleichzeitig tritt auch ein Phänomen auf, das ich schon kurz erwähnt habe. Früher wirksame, vor der Behandlung mit Akupunktur aber nicht mehr ansprechende Medikamente, gewinnen jetzt wieder ihre alte Wirkung zurück. Es gilt ganz allgemein, daß gleichzeitig gegebene Medikamente, auch wegen ganz anderer Krankheiten, unter der Akupunkturbehandlung stärker wirken. Dies ist insbesondere bei gleichzeitiger Digitalisierung wichtig zu beachten, weit weniger gilt dies bei Insulin-Gaben und ähnlichen Substitutionsbehandlungen. Als Ausnahme figurieren hier lediglich Hormone (Cortisone in geringerem Maß, Sexualhormone weit mehr) und Thyreostatika. In diesen Fällen ist meist von einer gleichzeitigen Akupunkturbehandlung abzuraten, auf jeden Fall aber bei gleichzeitiger oder erst kürzlicher Bestrahlung mit Röntgenstrahlen oder Radium. Auch nach Atomstrahlungen konnte ich, in dem einzigen Fall, den ich gesehen habe, keine Wirkung der Akupunktur feststellen. Wie weit solche Fälle überhaupt reaktionsstarr sind, kann ich nicht sagen. Man muß sich also nach allfälligen gleichzeitigen Medikationen in jedem Fall erkundigen, bei Cephaleafällen auch nach dem leider sehr verbreiteten, gewohnheitsmäßigen Einnehmen von entsprechenden Mitteln. Auch sehr starkes Rauchen und Alkoholabusus können die Wirksamkeit der Akupunktur deutlich heruntersetzen. Die Dosen sonstiger Medikamente muß man im Einvernehmen mit dem jeweilig behandelnden Arzt heruntersetzen, nachdem sich ein Anfangserfolg der Akupunktur eingestellt hat. Meist ist der herabgesetzte Medikamentenverbrauch, gerade bei Kopfschmerzen, das erste Zeichen eines Einsetzens solcher Wirkung.

B e w e r t u n g : Die Fälle von Zephalalgien und Migränen gehören meist in die Erfolgsgruppe I, etwa 30 % in die Gruppe II. Nur selten wird ein Fall, bei Beachtung aller oben angeführter Modalitäten, der Gruppe III zuzurechnen sein.

Erkrankungen aus dem Hals-, Nasen- und Ohrenbereich: Wir haben bei der Besprechung des Stirnkopfschmerzes schon seinen Zusammenhang mit Nebenhöhlenentzündungen gebracht. Aber auch postoperativ treten solche Erscheinungen häufig auf. Meist wird man zu der oben genannten Kombination noch den Punkt Di 19 hinzufügen. Dieser Punkt hat eine starke Schleimhautwirksamkeit — wie auch der ganze Meridian —, insbesondere auf die Nasenschleimhaut. Gerade von ihr weiß man aber, nicht zuletzt durch die Arbeiten zum Beispiel von GROSS, von MAJER, um nur einige zu nennen, daß sie eine bedeutende Reflexzone darstellt. Die Akupunktur touchiert die Schleimhäute nicht direkt, wirkt aber über eine Reihe von Punkten sehr maßgeblich auf sie ein. Ferner verwendet man bei allen Nebenhöhlenentzündungen noch den Punkt PdM, der auf dem Gouverneurgefäß gelegen ist, und zwar in der Mitte des Nasensattels. Dieser Punkt, zusammen mit B 1 und / oder 2 in Silber gegeben, hat eine breite Wirkung auf die Entzündungen der Nebenhöhlen.

Heuschnupfen: Auch hier werden wir den Punkt Di 19 erfolgreich verwenden, gemeinsam mit den Punkten B 1 und 2, G 3, PdM in Silber, sowie Di 2 oder 3 und / oder

Erkrankungen aus dem Hals-, Nasen- und Ohrenbereich

Heuschnupfen

4 in Gold. Die Behandlung sollte vor den saisonalen Anfällen bereits abgeschlossen sein, findet also vornehmlich im anfallsfreien Zeitraum statt. Sie ist wohl auch während der Anfälle wirksam, ein echter Beweis für ihre Wirkung ist aber nur das Ausbleiben der Anfälle zu den sonst üblichen Zeiten.

B e w e r t u n g : Die Nebenhöhlenentzündungen gehören meist den Erfolgsgruppen I und II an, wobei als Kriterium eine sofortige freie Nasenatmung nach den ersten Stichen prognostisch wichtig ist. Postoperative Entzündungen haben eine schlechtere Bewertung und sind häufig rezidivierend.

Die Erfolge beim Heuschnupfen hingegen gehören nur zum kleineren Teil der Gruppe I an, meist finden wir sie in Gruppe II, nicht selten auch in III.

Tinnitus

Tinnitus: Er stellt die größte Crux im Bereiche der Hals-, Nasen- und Ohren-Krankheiten dar. Der Prozentsatz dieser Fälle in Praxis und Ambulanz ist sehr hoch, die Therapien zahlreich, der Effekt relativ gering. In mehrjähriger ambulatorischer Tätigkeit an der HNO-Abt. der Wiener Städtischen Poliklinik (Vorstand Prof. Dr. E. H. MAJER), habe ich eine sehr große Zahl solcher Fälle behandelt und nachbeobachtet. Es zeigte sich, auch bei der Akupunktur, eine im Verhältnis zu ihrer sonstigen Wirksamkeit sehr herabgesetzte Erfolgsziffer, jedoch ist sie noch immer deutlich höher als die mit sonstigen Methoden erzielten Ergebnisse. Hier möchte ich gleich einflechten, daß gerade die sonst therapie-resistenten Fälle auf Akupunktur besonders ansprechen. Das gilt für alle Krankheitsbilder, mit Ausnahme von Malignomen. Trotzdem gehört der Tinnitus eindeutig in die Erfolgsklasse III und soll dem Anfänger nicht empfohlen werden, nicht zuletzt deshalb, weil hier häufig noch andere Ursachen maßgeblich sind, die man, wenn überhaupt, nur mit guter Pulserfahrung erfassen kann. Als Punkte sind zu nennen: 3E 23, Dü 18, G 3, 17 und 19. In Gold wird meist KS 6 oder 7 dazugegeben.

Trigeminus-neuralgien und Fazialisparesen

Trigeminusneuralgien und Fazialisparesen: Wieder sieht man eine gemeinsame Abhandlung sonst verschiedener Krankheiten. Dieses Phänomen kommt öfter in der Akupunktur vor. Bei der Behandlung kommt hier den Zonen größter Verspannung, also lokalen und persönlichen Punkten, erhöhte Bedeutung zu. Man ertastet sie durch zartes Streichen über die Haut ohne Schwierigkeit. Sie werden stets in Silber gestochen, knapp 2 mm tief und lösen bei Trigeminusneuralgie oft sofort eine Attacke aus, weswegen man den Patienten vorher auf diese unliebsame Tatsache aufmerksam machen muß. Meist verschwindet diese Attacke wieder so rasch, wie sie gekommen ist und macht einem wohligen Wärmegefühl Platz, das auch äußerlich durch eine besonders starke Ausbildung der roten Höfe um die liegende Nadel imponiert. Als allgemeine Punkte werden dazu gegeben: Dü 3 und 18, M 1, 4 und 7, 3E 23, G 3. In Gold gibt man meist 3E 5.

B e w e r t u n g : Bei der Trigeminusneuralgie haben wir die Fälle meist in die Gruppen I und II einzuteilen, bei der Fazialisparese mehr in die Gruppen II und III.

Schwindel

Schwindel: Sehr häufig findet man in der Praxis Fälle von Schwindel. Hier sollte man nur solche Fälle übernehmen, die von einem HNO-Arzt vorher überprüft wurden und keinen irreversiblen Befund erbracht haben. Auf eine Form möchte ich vorab hinweisen. Sie bringt immer Erfolg und ist von jedermann leicht durchführbar. Es ist dies der Schwindel, der beim Blick nach oben auftritt. Er kann durch eine, meist nur einmalige, Behandlung des Punktes KG 6 in Gold sofort zum Verschwinden gebracht werden. Es ist dies ein typischer Punkt für Anfänger, die durch Verwendung solcher Punkte bei bestimmten Erkrankungen so rasch Vertrauen zur Methode bekommen können und dadurch Interesse am Weiterstudium der Akupunktur gewinnen. In der Behandlung aller übrigen Fälle von Schwindel spielt der Punkt KG 6 natürlich auch eine hervorragende Rolle, zusammen mit Dü 5 und M 18, G 3 und 20, B 2 und 10, 3 E 23.

Die gleichen Punkte kommen auch bei der Behandlung des Morbus Ménière in Frage.

B e w e r t u n g : Schwindel ist meist in die Gruppe I und II einzureihen, die Ménièrsche Erkrankung eher in die Gruppe II bis III. In diesen Fällen wird auch der Pulstastung größtes Augenmerk zu schenken sein.

Augenheilkunde: In dieser Disziplin verwenden wir nur wenige Indikationen. Die häufigste ist der Blepharospasmus. Auch hierbei finden wir sehr häufig lokale und persönliche Punkte als wichtigste Träger der Behandlung, die wieder (wie be der Trigeminusneuralgie) durch Abtasten der verspannten Areale gefunden werden. Die allgemeinen Punkte sind die der Heuschnupfenbehandlung. Hier wird man oft genötigt, die schon beschriebenen Haft- oder Dauernadeln für Stunden oder Tage mittels Heftpflasterverband zu applizieren. Diese speziellen, reißnagelähnlichen Silbernadeln muß man aber häufig wegen Sitz und Reaktion kontrollieren, ihre Anwendung wird auf vernünftige, gut beobachtende und jederzeit erreichbare Patienten beschränkt bleiben müssen. Im Gebiet der Augenheilkunde kommen ansonsten nur die unspezifischen Entzündungen wie zum Beispiel Chorioiditis in Frage. Auch hier sind die Erfolge der Akupunktur nicht besonders spektakulär, einer wiederholten Cortison-Therapie aber durchaus vergleichbar.

B e w e r t u n g : Beide genannten Krankheitsbilder würde ich in die Erfolgsgruppe II bei leichteren, frischeren Fällen und III bei schon chronischen einteilen.

Augenheilkunde

Psychische Erkrankungen: Echte Geisteskrankheiten sollte man schon aus forensischen Gründen aus der Behandlung ausschließen, ebenso soll man Hysteriker, Hypochonder und depressiv Erkrankte den entsprechenden Fachkollegen zuführen. Sicher wird es Einzelfälle der letzten Gruppe geben, die durchaus mit Akupunktur erfolgreich behandelt werden können. Ich tue das aber nur in Zusammenarbeit mit erfahrenen Psychiatern oder Neurologen, quasi in deren Auftrag. Als Anfänger ist man meist geneigt, alles zu behandeln, was anderen Therapien trotzt, wohl vor allem deswegen, um sich selbst von der guten Wirkung der Akupunktur zu überzeugen, andererseits aber auch gedrängt vom Publikum, das der Meinung ist, Erfolge, oft spektakulärer Art, bei anderen oder ähnlichen Erkrankungen müßten bei allen Krankheiten eintreten. So sieht man häufig depressive Verstimmungen im Rahmen anderer Erkrankungen verschwinden. Dies ist meines Erachtens aber vornehmlich darauf zurückzuführen, daß bei Vorhandensein insbesondere lang bestehender, pathologischer Zustände, die Patienten von einer dumpfen Resignation erfaßt werden und keine positive Änderung ihres Zustandes mehr erwarten. Tritt eine solche aber nach der Akupunktur auf, so kommt es bald zu euphorischen Zuständen, die den weiteren Heilungsverlauf günstig beeinflussen. Wenn jetzt in den Befunden eines solchen Patienten irgendwo das Wort Depression, depressiv, usw. gestanden ist, kommt er zu dem Schluß, er hätte zwei voneinander unabhängige Krankheiten gehabt, und er wird auch Bekannten mit zum Beispiel endogener Depression diese Behandlung empfehlen. Hier hat sie aber kaum Aussicht auf irgendwelchen Effekt, dazu kommt noch das rein forensische Moment, wenn ein solcher Kranker etwa Suizidversuche anstellt oder sie gar gelingen. Also Hände weg von psychiatrischen Fällen, insbesondere Schizophrenie, Hebephrenie, endogenen Depressionen, Psychosen und ähnlichen mehr.

Aber wir müssen noch etwas anderes hier bedenken. Weiter oben habe ich gesagt, daß die Akupunktur eine ausgleichende Wirkung auf das Vegetativum ausübt. Diese geht auch mit einem starken psychischen Ausgleich einher, aus dem wieder ein allgemeines Wohlgefühl entsteht. Und so kommt es zu der erstaunlichen Neigung nicht weniger Patienten, eine Akupunkturbehandlung über das notwendige Maß fortzusetzen, insbesondere dann, wenn mehrfach sogenannte „psychisch tonisierende oder

Psychische Erkrankungen

sedierende Punkte" oder besser ausgedrückt, „psychisch harmonisierende Punkte" gegeben wurden. Es sind dies: H 3, 5, 7. M 36, KG 6, 15, LG 4, 11, 13, 16 und 19, um nur die wichtigsten zu nennen. M 36 heißt mit seinem Beinamen „göttlicher Gleichmut" und schildert so einen nach seinem öfteren Gebrauch eintretenden Zustand, der gerade uns modernen Menschen in dieser hastigen Zeit so gebricht. So wird diese oben beschriebene Neigung verständlich, sie darf aber nicht den Behandler dazu verleiten, Therapien auf Wunsch des Patienten über Gebühr auszudehnen. Ich verweise nochmals auf das schon oben Gesagte, daß nämlich zu viele und nicht mehr absolut indizierte Behandlungen einen schon eingetretenen Effekt positiver Art wieder zerstören können.

Sexual-störungen

Sexualstörungen: Insbesondere in der klassischen Literatur wird den sexuellen Störungen breiter Raum gegeben. Jedoch auch heute finden sich solche Störungen gar nicht selten, wenn sie auch nicht immer primär vorgebracht werden. Viel häufiger wird man auf sie in einer eingehenden Anamnese stoßen, insbesondere bei Erkrankungen wie Migräne, Gastritis, Colitis usw. Hier haben wir insbesondere die Ejaculatio praecox, die Impotentia coeundi, mangelnde oder übersteigerte Libido usw. zu behandeln. Als Punkte kommen dafür in Betracht: M 30 und 36, N 6, KG 4 und 6, seltener 1 und 2, sowie LG 4, seltener 1 und 2. Je nach Art der Symptome wird die Mehrzahl dieser Sexualpunkte in Gold (bei Hypofunktion) oder in Silber (bei Hyperfunktion) gegeben. Natürlich wird man hierbei auch auf die besonders hormonell wirkenden Punkte zurückgreifen müssen. Es sind dies B 31 (insbesondere bei Frauen) und LG 16 bei beiden Geschlechtern.

Selbstverständlich wird gerade mit diesen Störungen eine psychische Belastung meistens vergesellschaftet sein. Daher kommen die oben beschriebenen psychisch harmonisierenden Punkte sehr häufig ebenfalls in Betracht. Sie werden, je nach der Symptomatik, in Gold oder Silber zu stechen sein, beziehungsweise wird man die Punkte entsprechend ihren Indikationen auszuwählen haben. Nicht vergessen dürfen wird man auch auf das sogenannte „Bellergal der Akupunktur" (KG 15 und LG 19). Gerade diese sexuellen Störungen treten oft als Basis einer Ersterkrankung nach deren Abheilung auf. Wir haben darüber schon gesprochen. Sind solche Störungen kausal mit den ursprünglich geäußerten Zuständen in Beziehung zu bringen, so müssen sie auf jeden Fall anschließend behandelt werden.

B e w e r t u n g : Meist Gruppe I, seltener II.

Psychische Labilität

Psychische Labilität: In Fällen von psychischer, aber auch vegetativer Labilität, verbunden mit an sich geringfügigen somatischen und funktionellen Störungen, wird man die Punkte für die psychischen Erkrankungen sinngemäß in die Behandlung einzubauen haben. So natürlich auch bei der Behandlung der gerade besprochenen Sexualstörungen, wenn es die Persönlichkeit des Patienten erfordert. Weit häufiger tritt eine solche Labilität in Gestalt von Lampenfieber und Prüfungsangst an den Arzt heran. Wir verwenden in diesen Fällen sehr gerne die Punkte H 3 (Gold) und H 5 und 7 als Hauptpunkte. Ferner werden noch unterstützend B 15, KS 6, Di 4, sowie KG 6 und 15 und LG 19 mitgegeben.

In dieses Kapitel gehört meiner Ansicht nach auch die häufig gehörte Klage über völlige nervöse Erschöpfung, Antriebsmangel, leichte psychische Ermüdbarkeit und Reizbarkeit. Alle vorerwähnten Punkte kommen hierbei in Frage, zusätzlich noch MP 2, 4, 5, 6 und 9, sowie Le 9. Ein Punkt, der auch sehr viel Auftrieb verleiht, ist B 39. Er ist insbesondere auch bei Konzentrationsschwäche von großer Bedeutung, hier in Verbindung mit KS 6 und 9, sowie LG 19. Ein großer Faktor bei all diesen Zuständen ist auch die Angst, insbesondere in der Nacht. Ein Spezialpunkt dafür ist KS 9, bei Alpträumen, häufiger Ausdruck der Angst bei Kindern, ist es der Punkt M 44.

B e w e r t u n g : Die psychische Labilität ist fast immer in die Gruppe I, selten in die

Gruppe II einzuteilen. Sie stellt daher eine gute Indikation für den Anfänger dar, wenng eich die erzielten positiven Resultate nur subjektiv faßbar sind.

Schlaflosigkeit: Hierbei haben wir als Grundlage der Behandlung eine klassische Kombination zu beachten. Es sind dies die Punkte N 6 in Gold und B 62 in Silber, ebenso LG 19. Diese Punkte stellen, in der Mehrzahl der Fälle, das Grundgerüst der Behandlung der Schlaflosigkeit dar. Die weiteren zu gebenden Punkte sind sowohl vom Puls, als auch ganz besonders von den sogenannten Modalitäten abhängig. Schlaflosigkeit

Es kann daher vorkommen: Eine Schlaflosigkeit aus allgemeiner Schwäche, besonders be an sich schlaffen Persönlichkeiten. Dann verwendet man zusätzlich M 36 und MP 2. Eine gestörte Magenfunktion, auch ohne nachweisbare Beschwerden, verlangt nach KG 13. Eine ebensolche Störung im Bereiche der unteren Verdauungswege erfordert den Punkt 3E 10. Kongestionen im Brustbereich, beziehungsweise oft auch nur geringfügige Stauungen oder ödematöse Veränderungen an den Brustorganen, können durch Lu 9 günstig beeinflußt werden. In dieser kurzen Abhandlung über die Behandlung eventueller Modalitäten der Schlaflosigkeit klingt wieder einmal das Prinzip der Ganzheitsbetrachtung und daher auch Ganzheitsbehandlung eines Individuums auf. So paßt natürlich auch die häufige Klage über kalte Füße, auch des nachts, hier herein. Solche Klagen werden in unserer Medizin leider wenig beachtet. Hier treten die Punkte MP 5 und N 8 in den Vordergrund des Interesses. Alle diese Hauptpunkte für bestimmte Modalitäten haben natürlich nicht nur in der Behandlung der Schlaflosigkeit Wirkungsmöglichkeiten, sondern sie sind bei allen ihnen adäquaten Modalitäten auch anderer Erkrankungen indiziert. Gegenindikationen sind extrem selten, die Kriterien dafür sind für den Anfänger noch nicht wichtig. Er verhält sich da am besten so, daß er nach einigen Sitzungen ein Nichtansprechen der, seiner Ansicht nach richtig gewählten Punkte, in Richtung der ihnen spezifischen Modalität zum Anlaß nimmt, sie abzusetzen und eventuell bei neuerlicher, genauer Exploration des Patienten neue Gesichtspunkte zu erhalten oder sich auf die grundsätzliche Behandlung der Schlaflosigkeit zum Beispiel zu beschränken und auf die Behandlung der Modalitäten ganz oder für einige Zeit zu verzichten.

Auch das Gegenteil der Schlaflosigkeit, die Schlafsucht, besonders am Tage, soll erwähnt werden. Hier sind es die Punkte G 23 und 24, M 18 und MP 5 die gegeben werden.

Krampfkrankheiten: Wir wollen noch ein Wort zu den Krampfkrankheiten sagen. Morbus Parkinson spricht praktisch nicht auf Akupunktur an, es hat also keinen Sinn, solche Fälle zu behandeln. Ebensowenig empfehle ich die Behandlung der Epilepsie, besser gesagt des grand mal. Die Absencen des petit mal hingegen sprechen, insbesondere bei Kindern oder rezenten Fällen, häufig sehr gut an und stellen für uns eine gute Indikation dar. Die Punkte dafür sind: B 2, 8, 10, G 20, KG 15, LG 11, 19 und 20. Häufig sind solche Absencen vergesellschaftet mit allgemeinen Störungen, wie sie aber bei Kindern gar nicht selten auch ohne petit mal vorkommen: allgemeine Entwicklungsstörungen, Asthenie, Konzentrationsschwäche, leichte Ermüdbarkeit, Anorexie usw. In allen solchen komplexen Fällen kommen folgende Punkte in Betracht: B 39, Di 4, LG 6 a, 9, 10, 11, 11 a, 13, 13 a und 19. Sind die Störungen vorwiegend somatischer Art und spielt die Psyche nur eine untergeordnete Rolle dabei, so kommen, aber auch bei Erwachsenen, die sogenannten Stoffwechselpunkte (nach BACHMANN) in Frage. Krampf-krankheiten

Stoffwechselpunkte: Es sind dies: B 54 und 58, N 2 und 6, Le 13, Di 2, 3 und 4. Diese Punkte haben für die Allgemeinbehandlung eines Patienten sehr große Bedeutung, sie können oft auch in den ersten Sitzungen bei solchen Fällen gegeben werden, bei deren Stoffwechsel-punkte nach Anamnese und Anfangsbefund, auch nach unklarer Pulstastung, kein im Moment faßbares Substrat zu finden ist, und man nicht weiß, wo man am besten anfangen soll. Mit diesen Punkten macht man keinen Fehler, da man damit eine Eubiose der einzelnen Faktoren des Stoffwechsels hervorruft, die sich stets positiv auswirkt. Diese Stoffwechselpunkte sind eminent wichtig, sie gehören zum unbedingten Rüstzeug jeder Behandlung, beispielsweise der Haut oder von Verdauungsstörungen.

Algien

Algien: Nun wollen wir aber auf ein neues Gebiet übergehen, nämlich den Schmerz. Vorab gleich einige allgemeine Bemerkungen. Es gibt Zentren der Schmerzempfindung auf der Haut, die mit Akupunkturpunkten zusammenfallen können, manchmal wohl auf einem Meridian liegen, aber keiner genauen Punktlokalisation entsprechen, nicht selten aber außerhalb der Meridiane irgendwo angegeben werden. Wir nennen sie: persönliche Punkte (points personelles) oder Spontanpunkte. Sie sollten, bei genauer Angabe durch den Patienten, unbedingt in jede Schmerzbehandlung eingebaut werden. Man nennt diese rein lokale Form des Einstiches, meist einer Silbernadel, am spontan schmerzhaften Punkt oder über dem punctum maximum eines Spasmus, das „Locus-dolendi-Stechen". Außer diesen lokalen Spontanschmerzpunkten gibt es aber einige, ganz wesentliche, allgemeine Schmerzbehandlungspunkte, die gleich angeführt werden sollen. Der Hauptpunkt für alle Schmerzen, gleich, wo sie vorkommen oder wie lange schon Schmerz besteht, ist B 60. Er wird immer zusätzlich gegeben, insbesondere dann, wenn man lokal oder spezifisch nicht weiterkommt. Bei allen spastischen Schmerzen sind Le 2 und 3 die Punkte der Wahl. Bei allen Schmerzen im Bereiche des rheumatischen Formenkreises kommen 3E 5 und B 23 in Frage. Verstärken sich Schmerzen bei Feuchtigkeit, Kälte, Schnee, Regen oder Wind, so kommt der von DE LA FUYE als „hygrometrischer Punkt" bezeichnete 3E 15 in Betracht. Bestehen sogenannte „herumziehende Schmerzen", bei denen also die Lokalisation dauernd wechselt, unter Umständen Segment oder auch Seite tauscht, empfehlen sich die Punkte G 38, 40 und 43. G 38 ist auch indiziert bei der nicht seltenen Angabe, Schmerzen im ganzen Körper zu verspüren, die kein eigentliches punctum maximum aufweisen. In solchen Fällen können unterstützend noch die Punkte N 6 und 3E 10 hinzugefügt werden. Diese genannten Punkte wird man also in folgenden Situationen verabreichen:

1. Wenn man trotz genauer allgemeiner Anamnese, Untersuchung und Pulskontrolle keine eindeutigen spezifischen Hinweise erhält. Nach einer oder mehreren Anwendungen obiger Punkte zeigt sich nicht selten dann erst das spezifische Substrat und soll dann auch spezifisch angegangen werden. Ob man in weiteren Sitzungen einen, mehrere oder alle der obigen Punkte noch einsetzt, wird von Fall zu Fall vom Fortschritt der Behandlung abhängig sein.

2. Einzelne dieser Punkte, unter Umständen auch kombiniert, verwendet man zur Unterstützung auch bei ganz spezifischen Behandlungen, sei es nach Puls oder nach Indikation.

3. Immer muß man sie verwenden (einzeln oder mehrfach kombiniert), wenn sie rein lokal im Hauptschmerzbereich liegen.

Zahnschmerzen

Zahnschmerzen: Außer diesen allgemeinen Hauptpunkten gibt es aber noch eine Reihe spezieller Hauptpunkte. So zum Beispiel bei Zahnschmerzen oder auch für zahnärztliche Eingriffe den Punkt Di 1. Alle gewiegten Akupunkteure sitzen beim Zahnarzt so, daß sie diesen Punkt am Zeigefingernagelinnenwinkel, während der ganzen unliebsamen Prozedur, dauernd mit einem anderen Fingernagel massieren. Es lohnt sich. Natürlich soll dadurch nicht einer Vernachlässigung des Gebisses das Wort gesprochen werden, aber es gibt genug Fälle, wo dieser Punkt wichtig wird (insbesondere im eigenen!).

B e w e r t u n g : Gruppe I bis II.

Interkostalneuralgie: Dafür ist der Hauptpunkt KS 7. Außer diesem Punkt, der während der ganzen Dauer der Therapie immer (meist in Gold) zu geben ist, sehen wir eine lokale Konstellation als sehr wirksam. Dabei wird entlang der schmerzenden Zone, am Ober- und Unterrand der betroffenen Rippen, in jeweils 3—4 Querfinger-Abstand eine Silbernadel eingestochen. Am Übergang Rippenknorpel—knöcherne Rippe ventral und am dorsalen Rippenende wird jeweils eine Goldnadel eingestochen. B e w e r t u n g : Gute Resultate meist in Gruppe II.

Weitere solcher Hauptpunkte sind:
Bei allen Gelenksschmerzen (auch nicht rheumatischen) 3E 5.
Bei allen Schmerzen, die sich scheinbar in den Knochen abspielen, bedürfen wir der Punkte MP 2, 3 und 5.
Bei Lumbago, Ischias usw. sind B 31, 54, 58 und 60 die wichtigsten Punkte.

Nun wollen wir gleich typische Behandlungen einzelner, häufiger Schmerzzustände mittels einer Art Grundmethode anschließen, mit der auch der Anfänger normal keinen Schaden anrichten kann. Höchstens wird ihm ein Erfolg dann versagt bleiben, wenn er nicht auf ursächliche, individuelle oder sich im Laufe der Behandlung erst manifestierende Fakten jeweils eingeht, worauf ich schon mehrfach hingewiesen habe. Ich bitte daher meine Angaben niemals als fixes „Kochbuch" zu verwenden, sondern nur als Basis, die in vielen Fällen allerdings ausreichend sein wird.

Algien der oberen Extremität: Wir beginnen mit der Besprechung der Algien bei den oberen Extremitäten. Bei allen Schmerzen im Bereiche der gesamten oberen Extremität, mögen sie verursacht sein von einem einfachen Spasmus der Muskulatur, einer Entzündung oder einer spastischen Parese, erscheinen als Hauptpunkte Di 10, 11 und vor allem 15. Weiters werden noch häufig verwendet Dü 4 und 9, 3E 5, Lu 5 und Di 4. Treten Schmerzen insbesondere oder ausschließlich beim Heben des Armes nach der Seite auf, so verwendet man die Punkte Di 13 und 14 als Hauptpunkte, ist die Bewegung nach hinten erschwert (Schürzenbinden unmöglich zum Beispiel), so tritt an ihre Stelle Dü 9. Sind die Schmerzen auf den Unterarm beschränkt oder dort vorwiegend, verwendet man in erster Linie Dü 7, 3E 5, Lu 7 und hauptsächlich Di 10. Für Hände und Finger sind die Hauptpunkte Dü 5, 7 und Lu 11.

Gelenke der oberen Extremität: Sind in erster Linie die Gelenke der oberen Extremitäten befallen, so wählen wir teilweise andere Punkte. Die Hauptpunkte sind: 3E 5, B 58, G 38 und MP 5, eventuell noch B 23. Natürlich werden wir hier wieder die Modalitäten nicht aus dem Auge lassen dürfen, die schon eingehend besprochen wurden. Ist das Schultergelenk hauptsächlich betroffen, so sind seine Hauptpunkte die folgenden: Di 4, 11, 14, 15, 16, sowie 3E 15. Natürlich gelten auch hier, punkto eingeschränkter Bewegungsmöglichkeiten nach den verschiedenen Richtungen, die im vorigen Absatz genannten Punkte. Für den Ellbogen empfehlen wir Dü 4, Lu 5 und Di 11, für die Hände die gleichen Punkte, aber noch zusätzlich Lu 9. Für die Fingergelenke raten wir 3E 3 und 5, sowie Dü 4. Hier, bei diesen kleinen Gelenken, kommt auch eine schon besprochene Methode häufig zur Anwendung, die als Ou-Rou bezeichnet wird. Es handelt sich dabei um einen kurzen Ein- beziehungsweise Durchstich der Haut, jeweils am Ende der Gelenksfalten lateral und medial an allen Interphalangealgelenken. Die Nadel bleibt also bei dieser Methode nicht liegen, sondern wird sofort nach dem kleinen Einstich wieder herausgezogen. Diese Akupunkturform verursacht ziemlich viel Schmerz beim Patienten, bringt aber nach der schmerzenden Prozedur meist gute Erleichterung und bessere Beweglichkeit, oft noch in der Sprechstunde. An diesen Faltenendpunkten vorbeiziehenden Gefäßen weicht man knapp aus, es soll bei dieser Behandlung nicht zu Blutungen kommen.

Interkostal-
neuralgie

Algien der
oberen
Extremität

Gelenke der
oberen
Extremität

Paresen (obere Extremität): Sinngemäß will ich auch gleich die Paresen und sonstigen Störungen im Bereiche der oberen Extremitäten hier anschließen. Es soll hier nochmals betont werden, daß man bei Paresen im allgemeinen bedeutend tiefer einsticht, als sonst in der Akupunktur üblich. Die Nadel wird durch leicht drehende Bewegung so weit in die Tiefe versenkt, bis es zur Auslösung entweder eines einem elektrischen Schlag ähnlichen Gefühles oder zu einer starken Wärmeausstrahlung entlang des Meridians, meist in kaudaler Richtung, kommt. Wir haben diese Form der Akupunktur schon besprochen und dabei gesagt, daß solche Sensationen auch prognostisch von größtem Wert sind. Für die gesamte obere Extremität gilt als Hauptpunkt auch hier der Di 15, sowohl bei Paresen, spastisch oder atonisch, als auch bei Hemiplegie, sofern sie noch nicht zu lange zurückliegt (maximal 2 Jahre!). Ihm zur Seite stehen Di 10 und 11, Dü 4, KS 7, und N 7. Bei Paresen der Hand sind die Hauptpunkte Dü 4 und 7, 3E 3 und 5, Di 5, 10 und 11 sowie Lu 7. Eine sehr interessante Form ist die Schwäche und Bewegungseinschränkung der Handgelenke nach Lähmung und Fraktur, insbesondere nach Gipsabnahme. Hier ist der 3E 4 der Punkt der Wahl und ist imstande, die Rehabilitation namhaft zu beschleunigen. Ist ein solcher Prozeß nur auf Daumen und Zeigefinger beschränkt oder konzentriert, fügen wir noch Di 6 hinzu. Eine weitere Sonderform in dieser Region stellt der nicht selten vorkommende Schreibkrampf dar. Er kann mit Dü 4 und 3E 5, sowie den oben, unter Fingergelenken, abgehandelten Punkten, aber stets ohne die Ou-Rou-Methode, meist günstig beeinflußt werden. Schließlich wären noch die Parästhesien zu behandeln, sowie die häufigen Klagen über Kältegefühl in der Hand. Die wichtigsten Punkte hierbei sind Lu 9, Le 3, KS 6, 7 und 9. Ferner noch je 3 Punkte an jeder Handfläche, die nicht auf Meridianen liegen. Ihre Lokalisation ist nicht schwer zu finden. Sie liegen auf der Vola manus, jeweils zwischen den distalen Köpfchen der Metakarpalia 2 und 3, 3 und 4, 4 und 5. Ihre Punktion ist sehr schmerzhaft beim Einstich, wird meist sehr seicht vorgenommen, dafür die Nadeln etwas länger liegengelassen. Es zeigt sich sehr bald das Auftreten einer intensiven Rötung um die liegenden Nadeln, die rasch in eine Blässe umschlägt, um später wieder eine geringere Rötung als initial aufzuweisen. Die distal der Einstichstellen befindlichen Finger nehmen zuerst einen bläulich-lividen Farbton an, um dann in eine gesunde, rosige Farbe zu wechseln. Es dürfte sich bei dieser Punktur um das Einschalten kurzer Anastomosenbögen handeln, der Erfolg, der durch diese Nadelung erzielt werden kann, ist sehr beträchtlich.

Bewertung: Bei allen soeben besprochenen, die obere Extremität betreffenden Krankheitszuständen, kann man die Erfolge vornehmlich als zur Gruppe I bis II zugehörig klassifizieren.

Haben wir nun den Schmerz und verwandte Zustände der oberen Extremität durchgesprochen, so möchte ich mich nun der unteren zuwenden. Die Gliederung wollen wir gleich beibehalten.

Punkte für die gesamte untere Extremität: Wieder vorab die allerwichtigsten Punkte für die gesamte untere Extremität: B 31, 60, G 30, 34, M 36, N 8. Natürlich auch alle spontanen Schmerzpunkte für das „Locus-dolendi-Stechen". Zu den wichtigsten Punkten eine kurze Charakteristik. B 31 liegt im ersten Sakralloch und ist einer der Hauptpunkte jeder Ischiasbehandlung. Gleichzeitig hat dieser Punkt eine starke, insbesondere beim weiblichen Geschlecht hormonell regulierende Wirkung, die man beachten und auf die man die Patienten hinweisen muß. So kann es zu einer Verschiebung der Regeln — meist nach hinten — kommen, ja eine Periode kann einmal sogar ganz ausfallen, die Regel kann sich aber auch in Intensität und Dauer deutlich verändern. Daher soll man diesen Punkt während der Menstruation nicht ohne zwingende Notwendigkeit (schwerer, akuter Anfall) benützen. Er scheint auch die Libido der Frau zu beeinflussen, allerdings nach beiden Richtungen hin. B 60 ist uns schon als Hauptschmerzpunkt bekannt. G 30 hat seine Hauptwirkung, ganz allgemein, auf Hüfte und Becken. Bei Behandlung insbesondere der unteren Extremitäten ist besonderes Augenmerk auf die Tatsache zu lenken, daß bei allen Fällen lokalisierter Gelenks- oder Funktionsbereiche, immer die benachbarten Gelenke nach proximal und distal in die Behandlung eingebaut werden sollen.

G 34 ist der Hauptpunkt aller Erkrankungen des Muskelsystems schlechthin. Er wird wohl selten bei einer Behandlung der unteren Extremitäten fehlen. M 35 hat neben seinen psychischen und gefäßbezüglichen Wirkungen, die natürlich auch hier eine Rolle spielen, noch eine spezifische Wirkung auf die Beine. Sein Name („drei Dörfer") weist darauf hin, daß er die Gehleistung zu steigern imstande ist. Die Soldaten des alten China haben sich diesen Punkt angeblich stechen lassen um 3 Dörfer weit zu marschieren ohne müde zu werden.

Schließlich noch N 8 der „Herr des Blutes", gibt uns durch seinen Beinamen eine Idee über seine Wirksamkeit, also Durchblutungsförderung bis ins Becken hinauf. Auch bei diesem Punkt: Vorsicht während der Periode und bei Schwangeren.

Betrachten wir die untere Extremität bezüglich lokaler Schmerzen, so finden wir darüber hinaus noch spezifische Punkte für die einzelnen Regionen. So für den Oberschenkel der schon genannte G 30, für den Unterschenkel B 58 und G 37, 38. Für den gesamten Fuß B 60 und 62, sowie N 1. Für den Fußrücken verwenden wir gerne MP 5, Le 2 und N 7.

Ischias: Die häufigste Erkrankung des Beines stellt die Ischias dar. Hier unterscheiden Ischias wir eine hohe Ischias (B 31, 33, 34, 35 und 50, G 30), eine mittlere (B 54 und G 32) und eine tiefe (B 60), je nachdem, welche Partien des Beines am stärksten befallen sind. Insbesondere bei einem akuten Ischias sind die Erfolge frappierend, zeigen meist sofortige positive Ergebnisse und halten auch Belastungen stand. Bei chronischen Fällen haben wir meist Besserung nach dem ersten Mal, Verschlechterungen reaktiver Art nach dem zweiten und dritten Mal. Daher sei hier der Hinweis gestattet, zu prüfen, ob man nicht nach der ersten, positiv verlaufenen Sitzung eine noch nicht völlige Schmerzfreiheit in Kauf nimmt und mit den weiteren Behandlungen zuwartet. Sollten die Schmerzen sich wieder verstärken, etwa nach einer Woche, so muß man weitermachen und der Patient muß die negativen Reaktionen in Kauf nehmen. Sollten sie langsam abflauen, sollte man diesen Prozeß nicht durch weitere Applikationen stören. Ich habe einige Fälle, die in mehrjährigen Abständen mit solchen Rezidiven immer wieder kommen und jeweils mit einer Sitzung wieder voll einsatzfähig werden. Es ist dies wohl keine echte Heilung, praktisch ist aber den Patienten damit gedient. Für den Therapeuten ist dies das Interessanteste.

Gelenksentzündungen: Nun wollen wir uns den Gelenksentzündungen der unteren Gelenks-
entzündungen Extremität zuwenden. Ganz allgemein sind hier die Hauptpunkte: 3E 5 (er ist der Hauptpunkt aller entzündlichen, insbesondere unspezifischen Erkrankungen), MP 5 (dies ist der Hauptpunkt für alle Erkrankungen oder Störungen im Bereiche des Bindegewebes), ferner B 58 und G 38. Natürlich kommen auch hier wieder alle Modalitäten in Betracht, über die wir schon gesprochen haben, zum Beispiel Witterungseinflüsse (3E 15) oder die sogenanten Stoffwechselpunkte, insbesondere bei unspezifischen Zuständen. Mit ihnen kann man sichtlich eine Umstimmung erzielen, so daß ihr Einsatzgebiet dadurch sehr vergrößert wird.

Für das Hüftgelenk sind als Hauptpunkte besonders G 30 und B 54 (also wieder das benachbarte Gelenk) interessant. An sich sind Prozesse der Hüfte viel schwerer anzugehen als solche der Knie. Die Gonarthrosis bietet sehr große Chancen, auch bei chronischen und therapieresistenten Fällen und stellt, meiner Meinung nach, das Hauptindikationsgebiet der Gelenksbehandlungen mittels Akupunktur dar. Die Punkte dafür sind folgende: B 54, Le 9 und G 34, eventuell noch G 30 und 32, sowie M 36.

BACHMANN hat noch lokale Punkte angegeben, die sich sehr bewährt haben, nicht auf den Meridianen liegen und in den meisten Büchern nicht angegeben sind. Sie befinden sich mitten auf der Kniescheibe, lateral und medial der Unterkante der Kniescheibe und in der Mittellinie der Extremität über der Mitte der Patella, etwa 2 Querfinger oberhalb der kranialen Patellaspitze, insgesamt also 4 Punkte. Ich kann sie nur wärmstens empfehlen, ebenso den Punkt MP 9. Hier möchte ich noch einmal betonen, daß auch bei vorwiegend einseitig angegebenen und tastbaren Schmerzen beziehungsweise Erscheinungen grundsätzlich zumindest die Hauptpunkte beiderseits gegeben werden müssen, wobei man auf der gesunden beziehungsweise besseren Seite mit der Nadelung beginnt. Ich persönlich gehe bei der eigentlichen Nadelung immer so vor, daß ich immer, Punkt für Punkt, erst auf der gesunden, dann auf der erkrankten Seite steche und nicht eine komplette Behandlung einer Extremität beziehungsweise Seite nach der anderen mache. Nach den Versuchen, die ich mit STACHER seinerzeit gemacht habe — die früher kurz erwähnt wurden —, scheint dies die effektvollere Methode zu sein. Auch nehme ich immer die Hauptpunkte zuerst, damit bekomme ich von allem Anfang an eine gezielte Vorgangsweise und so auch wahrscheinlich bessere Resultate.

Für die Knöchel, Sprunggelenke und Fußgelenke verwendet man in erster Linie die Punkte: B 54, 58 und 60, eventuell auch B 62, M 41 und N 6. Lediglich die große Zehe hat als Hauptpunkt Le 3. Natürlich kann man bei den Zehengelenken mit Gewinn auch die oben geschilderte Ou-Rou-Methode in gleichem Sinn und gleicher Form verwenden.

Paresen der unteren Extremitäten: Bei allen Paresen, so auch bei der Peronaeuslähmung, gelten alle bei der oberen Extremität gesagten Grundsätze. Also auch hier wird tiefer gestochen und auf die Auslösung eines einem elektrischen Schlag ähnlichen Gefühls oder auf eine heiße Welle im Verlauf der Extremität streng geachtet. Die Möglichkeit der Auslösung solcher Phänomene gibt auch prognostisch Hinweise betreffend die Indikation einer Akupunkturbehandlung solcher Fälle überhaupt. Die wichtigsten Punkte dafür sind: B 54 und 58, G 34 und 37/38, sowie M 36. Sekundär sind noch G 43, N 3 und 7, sowie B 62 von Interesse. Auch hier gelten die Angaben über die Zeit, also keine längere Dauer der Lähmung als ca. 2 Jahre. Bei allen Lähmungen kann man die einzelnen Sitzungen viel kürzer hintereinander ansetzen, ja sogar täglich. Sobald sich aber deutliche Zeichen einer positiven Änderung bemerkbar machen, sollte man zum normalen Rhythmus von etwa einer Woche zurückkehren und dafür eine tägliche Übungszeit des Patienten ansetzen. Auch hier gehe ich, insbesondere bei spastischen Paresen, anders als üblich vor. Von den klassischen Methoden bestimmter Bewegungsübungen nach dem Motto: „Übt eins und zwei . . ." sah ich gerade beim Spastiker sehr dürftige Resultate. Ausgehend von der Tatsache, daß der Mensch im Spiel (das ja eine letztlich triebhafte Handlung ist) sehr weitgehend entspannt ist, lasse ich alle Spastiker ohne ein fixes Programm mit Bällen spielen. Bei den oberen Extremitäten lasse ich also anfangs einen Ball nur aufnehmen und wieder hinlegen, später von einer Hand in die andere legen und dann werfen. Wenn das gut funktioniert, lasse ich kompliziertere Vorgänge, wie an die Wand werfen und wieder auffangen und ähnliches mehr machen, wobei ich der Phantasie des Patienten keine Schranken auferlege. Bei der unteren Extremität lasse ich die dazu fähigen Patienten sitzen, zu einer Wand hin zwei Begrenzungen (Bretter usw.) legen, so daß der gegen die Wand gestoßene Ball wieder ohne Schwierigkeiten zum Bein zurückkommt. Je näher man den Stuhl zur Wand rückt, desto schneller müssen die Bewegungen ausgeführt werden, in Übereinstimmung mit den vorhandenen Bewegungsmöglichkeiten. Diese Spiele werden von den Patienten gerne gemacht, da sie im Sitzen ja keine Gewichtsbelastung haben und so viel schneller Fortschritte sehen, die sie wieder psychisch ungemein encouragieren. Erst dann lasse ich Aufsteh- und Gehübungen machen, wenn möglich zuerst im Rahmen einer Unterwassertherapie.

Paresen
der unteren
Extremitäten

Durchblutungsstörungen der unteren Extremitäten: Nach diesem kleinen Exkurs in die Bereiche der physikalischen Medizin, auf die man in solchen Fällen nicht verzichten sollte, wollen wir uns den Durchblutungsstörungen der unteren Extremitäten zuwenden, die ein sehr günstiges Anwendungsgebiet der Akupunktur repräsentieren. Zuerst die mehr arteriellen (denn ganz einheitliche Störungen sind extrem selten). Wichtigster Punkt hierbei ist der MP 6 (auch N 8 oder Le 5 bezeichnet), da er der Kreuzungspunkt der drei *YIN*-Meridiane der unteren Extremität ist. Er heißt auch mit seinem Beinamen der „Herr des Blutes". Ferner die Punkte B 54, 58 und 60, G 34 und 40, M 36 und Le 2/3. Wir rechnen dazu auch die häufig geäußerten Klagen über stets kalte Füße, Ameisenlaufen in den Unterschenkeln und Wadenkrämpfe, die nicht durch lokale oder Ermüdungsfaktoren erklärt werden können. Für die venösen Störungen gelten praktisch die gleichen Punkte.

Varizen: Ein Wort noch zu den Varizen. Grundsätzlich kann man sie — als gewebige Veränderung — mittels Akupunktur nicht zum Verschwinden bringen, hingegen kann man den nicht seltenen Varizenschmerz augenblicklich und auf Dauer mit dem Punkt MP 5 zum Verschwinden bringen. Die Thrombophlebitis acuta sollte eine Kontraindikation der Akupunktur darstellen, die chronisch rezidivierende kann mit den Durchblutungspunkten unter Zuhilfenahme von MP 5 angegangen werden, insbesondere die Thrombophlebitis migrans, wobei auch lokale Punkte ähnlicher Indikationen herangezogen werden sollen. Der Punkt MP 5 ist der Hauptpunkt der „bindegewebigen Schwäche", wir sehen häufig die Trias Varizen, Hämorrhoiden und Descensus vaginae et uteri. Er wird fast immer in Gold gestochen, nach den klassischen Regeln. Man nehme für den Anfang als Richtschnur, daß wir bei allen Hyperfunktionen, Krampf, Schmerz usw. vornehmlich die Silbernadel verwenden, bei allen Hypofunktionen, Schwäche usw. die goldene. Scheinbare Ausnahmen wie zum Beispiel MP 5 in Gold bei Varizen, beziehen sich auf die Schwäche der Venenwand, beziehungsweise ihrer Muskulatur, die ja das Essentielle dabei darstellt. Wenn man sich also jeweils bei der Auswahl Gedanken darüber macht, ob man einen Hyper- oder Hypozustand vor sich hat, so wird man viel sicherere Entscheidungen treffen, vor allem keine mechanischen, dadurch auch zu besseren Resultaten kommen. Beim modernen Menschen, der in einer hyperbetonten Zeit zu leben gezwungen ist, werden also die Silbernadeln stets überwiegen, und ich rate immer, im Zweifelsfall eher zur Silber- als zur Goldnadel zu greifen. Ausnahmen davon werden immer erwähnt.

B e w e r t u n g : Insbesondere Ischias, Gonarthrose und Durchblutungsstörungen gehören meist in die Gruppe I. Die anderen angeführten Indikationen betreffen zumeist die Gruppe II, seltener Gruppe I und sehr selten Gruppe III.

Verdauungstrakt: Ein wesentliches Anwendungsgebiet der Akupunktur stellt der Verdauungstrakt dar. Beginnen wollen wir mit dem Magen. Vorerst wieder die Hauptpunkte. Insbesondere für alles krampfartige Geschehen stellt KG 13 den Hauptpunkt dar. Der sogenannte Meisterpunkt des Magens ist B 21. Diese beiden Punkte werden wir bei fast allen speziellen Indikationen wiederfinden. Bei allem Krampfgeschehen des Magens wird man zu den genannten Punkten noch zusätzlich Le 13, B 60, sowie MP 2 und 3 zur Anwendung bringen. Zur psychischen positiven Beeinflussung, die bei diesen Zuständen sehr wichtig ist, gibt man noch in Gold den Punkt H 3 hinzu.

Gastritis: Bei den Gastritiden gibt man, neben den schon erwähnten Hauptpunkten, gerne noch KG 12, 14 und 15, M 21 und 23, sowie häufig auch B 17. Letzterer ist der Hauptpunkt zur Beeinflussung des Zwerchfells, er wird also bei allen Zuständen indiziert sein, bei denen es zu einer stärkeren Gasbildung kommt. Bei Hyperazidität fügt man gelegentlich, wenn sich nach einigen Behandlungen mit obigen Punkten die gewünschte Wirkung nicht einstellen sollte, noch den Punkt M 45 hinzu. Dieser Punkt ist ziemlich schmerzhaft, sein Name, „die grausame Bezahlung", deutet es schon an. Bei der hypersekretorischen Gastritis kann man statt seiner MP 3 nehmen. Bei den hypaziden Patienten habe ich gelegentlich von M 41 und 42 Besserungen gesehen, verwende aber ruhig in solchen Fällen geeignete substituierende Präparate. Damit trägt man wesentlich zur schnelleren Konsolidierung dieser Zustände bei.

Ulcus ventriculi et duodeni: Bei den Ulzera verwende ich praktisch die gleichen Punkte wie bei der Gastritis. Sie bieten in der Akupunktur eine sehr große Erfolgschance. Natürlich wird man sich hier jeweils im Röntgen vom Fortschritt der Behandlung überzeugen. Anfangs soll man zum Beispiel blutende Ulzera besser noch nicht behandeln. Man ist wohl geneigt, durch die guten Ergebnisse angespornt, alle Ulkus-Fälle mit der Nadel zu behandeln. Man kann das auch, wenn man Berichte über solche Fälle liest und in den umfangreicheren Werken nachschlägt, scheinbar ruhigen Gewissens machen. Der Sinn und Zweck dieses Buches aber ist es, dem Anfänger eine solide Basis in die Hand zu geben, mit der er niemals in Schwierigkeiten geraten kann, insbesondere nicht in forensische.

Aus einer Arbeit WEHLENDS darf ich — scheinbar im Gegensatz zum soeben Gesagten — einige Daten herausheben. Dies aus zwei Gründen. Erstens handelt es sich um einen auf dieses Gebiet spezialisierten Kollegen, dessen Aussagen daher großen Wert haben. Er benützt zur Ulkustherapie praktisch die oben beschriebenen Punkte, wobei er sich im allgemeinen auf Goldnadeln an den Punkten KG 13, 14 und 15, Silbernadeln auf M 23 beschränkt, zumindest in der Mehrzahl der Fälle. Zweitens führt er die Nadelung bei frischen Ulzera häufiger durch, etwa dreimal pro Woche, bis zur völligen Beschwerdefreiheit, die mit Röntgenkontrollen verifiziert wird. Darüber hinaus steckt er seine Patienten während der Behandlung gerne unter einen elektrischen Heizkasten. Abgesehen von der üblichen günstigen Wärmewirkung bei allem abdominellen Geschehen, erfolgt dies zur möglichst völligen Entspannung der Patienten, worauf großer Wert zu legen ist. Ferner kommt er zu dem Schluß, daß die erwärmte Nadel bessere Resultate zu bringen in der Lage ist. Diese Meinung ist durchaus berechtigt, wie auch kürzlich in einer vorläufigen Mitteilung von KONNEN dargestellt wurde, die jedoch noch überprüft werden muß.

Durch den Stich wird eine Tonusänderung des Magens ebenso hervorgerufen, wie eine Entfaltung des Duodenums. In letzterem Fall kann man so allfällig vorhandene Divertikel erst röntgenologisch feststellen. Die obigen Phänomene sind im Röntgenbild eindeutig zu verifizieren. Die Kur ist erst dann abzubrechen, wenn auch objektiv völlige Abheilung der Ulzera nachweisbar ist. Die subjektive Besserung tritt jedoch bedeutend früher auf und es ist daher wichtig, den Patienten anzuhalten, die Kur trotzdem zu beenden. Größere diätetische Maßnahmen oder Einschränkung von Alkohol- und Nikotingenuß sind bei dieser Behandlungsform auf Einzelfälle beschränkt.

Hyperemesis gravidarum: Wieder haben wir eine Indikation vor Augen, die mittels der Akupunktur gut, schnell und ohne störende Nebenwirkungen — was hier besonders wichtig erscheint — erfolgreich behandelt werden kann. Auch das kinetische Erbrechen oder Nausea kann damit — am besten 1 bis 2 Wochen vor Antritt einer See- oder Luftreise — günstig beeinflußt werden. Die dafür benötigten Punkte sind folgende: Le 13 und 14, N 21, B 21 und M 21.

Ähnlich gute Erfolge wie bei der Hyperemesis gravidarum finden wir auch beim Sodbrennen. Dafür ist KG 21 der Hauptpunkt. Er kann im Bedarfsfall auch vom Patienten selbst kräftig mit dem Fingernagel massiert werden und bringt sofortige Erleichterung oder Sistieren. Der Punkt M 12 kann noch unterstützend hinzugefügt werden.

Auch den lästigen Singultus kann man gut beherrschen, sogar unmittelbar post operationem. Hierfür verwendet man die Punkte B 17 und 39, sowie M 12 und 21.

Inappetenz: Schließlich noch eine, insbesondere für Kinder, wichtige Indikation. Es handelt sich um die weitgehende oder völlige Appetitlosigkeit. Die drei Hauptpunkte dafür sind: M 36 und 42 sowie Le 13, alle in Gold zu stechen. Werden die wenigen, spontan genommenen Speisen noch dazu schlecht verdaut oder bleiben lange im Magen liegen, so fügt man noch B 21 hinzu. Kinder sprechen auf die Akupunktur gut an, wenn sie erst die anfängliche Scheu vor den Nadeln verloren haben. Jedoch ist gerade bei ihnen auf die Beachtung angegebener Modalitäten größtes Gewicht zu legen. Insbesondere ist hier auf die psychische Komponente zu achten sowie auf den gestörten Stoffwechsel. Daher werden die Stoffwechselpunkte bei Kindern immer wieder verwendet werden müssen, mehr als bei Erwachsenen.

B e w e r t u n g : Die angeführten Erkrankungen und Störungen im Bereiche des Magens und Zwölffingerdarms geben in der Mehrzahl gute, oft sogar spektakuläre Resultate in der Erfolgsgruppe I. Nur sehr selten wird ein Fall in die Gruppe II einzureihen sein. Es handelt sich daher bei den obigen Indikationen um solche, die für den Anfänger besonders gut geeignet sind.

Intestinale Erkrankungen: Von der Pulslehre her unterscheiden die Chinesen deutlich zwischen Erkrankungen des Dickdarms und des Dünndarms, die wieder spastisch (also *YANG*) oder atonisch (*YIN*) sein können. In der täglichen Praxis haben wir es jedoch fast immer mit einer Störung beider Darmabschnitte zu tun, wie überhaupt gerade am Verdauungstrakt sehr häufig Störungen auf andere Organe Einfluß nehmen.

Wieder wollen wir die Hauptpunkte für alle Spasmen an den Anfang der Ausführungen stellen. Es sind dies: Dü 3 und eventuell noch 8, Le 2 und/oder 3, Di 4 sowie KG 4. Zur Regulation des Blutaffluxes empfiehlt sich noch N 8, dieser in Gold.

Enteritis und Diarrhoe: Der Hauptpunkt für alle Diarrhoen ist der Punkt MP 4. Er wird gerne mit dem Punkt Le 9 (in Gold) kombiniert. Dieser letztere Punkt hat eine breite Allgemeinwirkung. Überall, wo dieser Punkt verwendet wird, ist auf das Eingehen von Modalitäten besonderes Gewicht zu legen. Die für die Spasmen angeführten Punkte können teilweise zu dieser Kombination hinzugefügt werden. Welche von ihnen jeweils zu verwenden sein werden, wird vom Fall abhängen. Die Übersicht, welche Punkte man am besten miteinander kombiniert, bekommt man relativ rasch in der Praxis. Sehr nützlich ist auch die Diskussion mit Fachkollegen, wie das bei Kongressen und Zusammenkünften der einzelnen Akupunkturgesellschaften üblich ist. Als allgemeine Richtlinien für die Kombination kann man in diesem Fall — abgesehen von der Pulsdiagnose — sagen, daß Spasmen, die sich nicht nur im Abdomen abspielen, eher die beiden Leberpunkte verlangen werden. Hier ist bei somatischen Spasmen dem Punkt Le 2, bei überwiegend psychischer Verspannung dem Punkt Le 3 der Vorzug zu geben. Sind die Spasmen mehr auf den Oberbauch beschränkt, wird man die Punkte des Dünndarm-Meridians bevorzugen, treten sie im Verlaufe des Colons auf, den Di 4. Sind sie gleichmäßig über Dünn- und Dickdarm verteilt, wird man den Punkt KG 4 präferieren.

An Modalitäten haben wir bei Enteritis und Diarrhoe insbesondere auf Feuchtigkeit und Kälte zu achten. Aber auch psychische Affektionen werden eine große Rolle spielen. Der Volksmund kennt diese Zusammenhänge gut, wie aus einer Reihe von Sprichwörtern hervorgeht. Dies gilt nicht nur für den Darm, sondern auch für die meisten anderen Indikationsgebiete.

Obstipation: Dabei haben wir es mit einem komplexen Gebiet zu tun. Insbesondere bei der spastischen Obstipation können wir mit der Akupunktur schöne Erfolge erzielen. Bei der atonischen Obstipation, insbesondere bei der habituellen der Frauen, sind sie deutlich geringer. Für beide Formen sind die Hauptpunkte die gleichen: Di 4 und 10, seltener 11, sowie Dü 3. In zweiter Linie werden B 25, N 15 und M 25 gegeben. Bei der spastischen Obstipation werden diese Punkte vornehmlich mit der

Inappetenz

Intestinale
Erkrankungen

Enteritis
und Diarrhoe

Obstipation

Silbernadel gestochen und meist mit Le 2 und 3 (als den Hauptspasmenpunkten) kombiniert. Bei den atonischen Obstipationen wird an den genannten Hauptpunkten die Goldnadel verwendet, hinzugefügt wird ferner noch Le 9, G 34 und M 36 (in Gold). Nicht selten werden auch die Punkte KG 4 und 6 verwendet, ersterer meist in Silber bei der spastischen, letzterer meist in Gold bei der atonischen Obstipation. Auch hier kommt wieder den Modalitäten größte Bedeutung zu. Besteht gleichzeitig ein starker Meteorismus (oder ist er überhaupt die meistbeklagte Beschwerde), so sind M 25, G 23 und 24, M 41 und MP 3 indiziert.

Während einer Akupunkturbehandlung ist es angezeigt, den Patienten den gleichzeitigen Gebrauch von Laxantien, insbesondere Drastika, zu untersagen und statt dessen Klystiere ausführen zu lassen. Denn der durch Abführmittel überreizte Darm reagiert oft atypisch, ja sogar paradox auf gleichzeitig applizierte Akupunkturreize. Dieser Vorgang muß deshalb erwähnt werden, weil ein scheinbares Nichtansprechen einer gewählten Punktekombination dadurch erklärt werden kann. Es ist also notwendig, sich vor grundlegender Änderung einer Nadelkombination zu versichern, daß derzeit und knapp vor der Akupunkturbehandlung keine Laxantien genommen wurden. Nur wenn dies verläßlich vom Patienten negiert wird, muß man die ursprünglich gewählte Kombination verändern, sofern dies nicht aus anderen Gründen nötig erscheint.

Wenn wir noch den Enddarm besprechen wollen, so ist zum Thema Noduli hämorrhoidales der gleiche Standpunkt zu beziehen, wie weiter oben bei den Varizen. Wir werden uns bei ihnen, als dem Ausdruck eines völligen Gewebsumbaues, keine Erfolge erwarten dürfen.

Beim sehr lästigen Pruritus ani und auch beim Analekzem hingegen erzielen wir häufig beachtliche Erfolge bei Verwendung der Punkte LG 1 und KG 1 (die meist mit erwärmter Nadel gegeben werden) und MP 5, sowie den Stoffwechselpunkten, insbesondere beim Analekzem.

Zum Abschluß des Kapitels Darm noch die wichtigste Indikation für die Akupunktur in diesem Gebiet.

Kolitis

Kolitis: Bei der Behandlung dieses Krankheitsbildes ist die Akupunktur der normalen Medizin absolut überlegen. Diese Feststellung trifft auf alle ihre Erscheinungsformen zu. Am häufigsten findet man die Colitis spastica oder mucosa. Aber auch die schon gefährlichere Form der Colitis ulcerosa chronica ist nicht gerade selten. Beide Formen werden in der Akupunktur in gleicher Weise behandelt. Die wesentlichsten Punkte dabei sind: Dü 3, Le 13, Di 4, M 21 und 25, KG 13 und 15. Die Normalisierung der Stühle tritt meist schon nach der vierten Behandlung auf, nachdem es vorher, insbesondere nach der zweiten und dritten Behandlung, zu reaktiven Verschlechterungen gekommen war. Diese Vorgänge finden wir auch bei der Behandlung anderer Fälle häufig und müssen daher die Patienten vor Behandlungsbeginn auf dieses Phänomen aufmerksam machen.

Da die Kolitis (sowie auch andere Erkrankungen wie Asthma, Migräne usw.) Tendenz zur Rezidivierung zeigen, diese wiederum besonders zur Zeit des großen Jahreszeitenwechsels (also Frühjahr und Herbst) aufzutreten pflegen, empfiehlt es sich, solche Patienten auch nach erfolgreich beendeter Kur zum nächsten Frühling beziehungsweise Herbst zur Kontrolle wiederzubestellen. Dadurch gelingt es meist, Rezidive zu verhindern. Auch psychisch oder vegetativ eingreifende, äußere Umstände größerer Tragweite können Rezidive verursachen. Wenn die Patienten darüber informiert sind, kommen sie jedoch immer zeitgerecht zur Kontrolle. Wir betreiben in diesen Fällen echte Prophylaxe.

Selten wird man Gelegenheit haben, die lebensbedrohende Form der Colitis ulcerosa acuta zu behandeln. Auch dort kann man Erfolge erzielen, die Behandlung sollte jedoch nie im Privathaus, sondern stets in der Klinik durchgeführt werden. In diesen Fällen wendet man sich zuerst gegen die profunde Blutung beziehungsweise deren Folgen mittels der Punkte B 39, MP 4 und 5, sowie KS 6 (in Gold). Ansonsten werden nach dem Sistieren der Blutungen, wobei man natürlich Transfusionen und andere Maßnahmen einsetzen wird müssen, die obigen Punkte der Kolitistherapie verwenden.

B e w e r t u n g : Die meisten Erkrankungen des Darmbereiches gehören zur Gruppe II und I. Nur die Kolitis ist eine ausgesprochene Indikation für die Gruppe I und ist daher dem Anfänger wärmstens zu empfehlen (mit Ausnahme der akuten ulzerösen Form). Natürlich sind auch hier die Modalitäten zu beachten, so Kälteeinwirkungen als auslösende Ursache (dann MP 4), oder psychische Traumen (dann LG 19), oder ein Zusammenhang mit den Regeln (dann N 8) oder andere, schon geläufige.

Störungen von Leber und Pankreas: Für die Störungen von Leber und Pankreas gelten vorerst die Grundsätze, daß man bei einem Organumbau oder Zerstörung, wie etwa bei Zirrhose oder Diabetes mellitus, nichts Wesentliches durch eine Akupunkturbehandlung erwarten darf. Jedoch gibt es viele Grenzfälle, bei denen zum Beispiel gering veränderte Leberfunktionsproben vorliegen, die Leber etwas vergrößert ist, ein Völlegefühl besteht, allgemein schlechte Verdauung auf Grund von Sekretionsmangel herrscht usw. In allen diesen Fällen kann man insbesondere von den Punkten Le 6, 9 und 13, sowie von B 18 (alle in Gold) meist gute Resultate erzielen. Man sollte in diesen Fällen nie vergessen, daß es sich nicht nur um Störungen der Leber allein handelt, sondern daß Pankreas, Gallenblase und Magen fast immer mitbeteiligt sind. So wird man stets entsprechende Magenpunkte kombinieren, wie zum Beispiel B 21 und M 36. Aber auch mangelnde Funktion des Pankreas besteht fast immer dann, wenn über starke Müdigkeit, besonders am Tage, geklagt wird. Hier empfehlen sich die Punkte MP 2, 3, 5 und N 8 sowie B 20. *(Marginalie: Störungen von Leber und Pankreas)*

Cholezystitis: Insbesondere chronische Entzündungen der Gallenblase werden über die Punkte G 25, 26 und 27, seltener 28, sowie B 19 behandelt. Sowohl hier, als vornehmlich in der Behandlung der Gallenkoliken, sind die Punkte G 37, 38, 40, aber auch 14, sowie Le 3 sehr wertvoll. Bei der Cholelithiasis müssen wir bedenken, daß durch die Akupunktur eine bedeutende Zunahme der Motorik der Gallenblase erfolgt. Dies kann die vorhandenen Steine zur Ausscheidung bringen. Sind dieselben von passender Größe und Form, werden sie per vias naturales ausgeschieden. Haben sie jedoch zahlreiche Zacken oder sind sie so groß, daß sie den ductus choledochus nicht mehr anstandslos passieren können, kann es zum Verschluß desselben kommen, der sodann operativ behoben werden muß. Auch hier empfiehlt es sich, die Patienten vorher auf solche möglichen Weiterungen aufmerksam zu machen. *(Marginalie: Cholezystitis)*

B e w e r t u n g : Die Indikationen aus diesem Gebiet sind meist in der Gruppe II, etwas weniger in Gruppe I zu suchen. Dennoch ist das Koupieren eines Gallenanfalles mit der Nadel allein ein Erlebnis, das man sich nicht entgehen lassen sollte.

Wenn wir das gesamte Gebiet der Störungen der oberen Verdauungswege und -drüsen betrachten, so sehen wir uns einer großen Zahl von Punkten gegenüber, die zur Verwirrung Anlaß geben könnte. Aus der Praxis darf ich empfehlen, sich immer zuerst an die Hauptpunkte zu halten, die jeweils als erste in der Reihenfolge der indizierten Punkte angegeben wurden. Da bei fast allen Indikationen stets auch Zustimmungspunkte angegeben wurden, die ja alle auf dem Blasen-Meridian und damit auf dem Rücken zu finden sind, empfiehlt es sich, nach Behandlung der ventral gelegenen Punkte in den ersten Sitzungen, einmal eine reine Sitzung der dorsalen Punkte (also B 18—22, lediglich mit Le 9 in Gold kombiniert, zu geben, die später wiederholt werden kann. Diese Empfehlung basiert nur auf praktischen Erwägungen betreffend die günstigste Lagerung der Patienten, natürlich können in entsprechender Position ventrale und dorsale Punkte gleichzeitig gegeben werden. Es ist jedoch gestattet, sie nach oben vorgeschlagener Weise zu verwenden.

Erkrankungen des Herzens: Da wir auf den Herzmuskel, die Klappen und das Reizleitungssystem nicht direkt einwirken können, wird unsere Indikationsliste beim Herzen kurz sein. In erster Linie wirken wir auf nervöse Herzbeschwerden ein, wie Palpitationen, Tachykardien usw. Als Hauptpunkte empfehlen sich hierbei H 5 und 7, die wir schon bei der Bekämpfung des Lampenfiebers kennengelernt haben. Für alle Stauungen, sofern sie nicht auf einer kardialen Dekompensation beruhen, kann man die Punkte Lu 7 und 9 in Gold einsetzen. Auch bei Stenokardien, die der Angina pectoris spuria entsprechen (und weit häufiger als die vera vorkommen), kann man mit den genannten Punkten in Verbindung mit KG 14 und 15 sowie B 17 und 21 oft sehr weitgehende und rasch eintretende, positive Resultate erzielen. Auch für die Diagnose können diese Punkte wichtig sein. Hat man ein positives Resultat erreicht, kann man es mit H 3 und 9 in Gold fixieren. In gleicher Weise verfahren wir beim Roemheldschen Symptomenkomplex.

Erkrankungen der Gefäße: Die Gefäße sprechen sehr gut auf Akupunktur an. Wir haben bei der Besprechung der unteren und oberen Extremitäten schon die Durchblutungsstörungen der Füße und Hände erwähnt, insbesondere auch einige Sonderverfahren. Hier soll nochmals auf die nicht namentlich erwähnte Claudicatio intermittens eingegangen werden. Ihre Hauptpunkte sind: B 58, 60 und 62, G 34, sowie in Gold MP 5 und mehr noch N 8. Wir sehen ein rasches Anwachsen der Gehleistungen und eine deutliche Herabsetzung der Ermüdbarkeit. Diese Vorgänge finden sogar bei Verschlüssen großer Gefäße, selbst der Iliakalarterie, statt, wenn auch etwas vermindert. Es scheint sich dabei eine verstärkte Rekanalisation zu manifestieren. Daher kann man die gleichen Punkte auch bei trockenen Gangränen versuchen, meist mit deutlichem Erfolg, und so eine Amputation vermeiden. Der Ausdruck der harmonisierenden Wirkung auf das Vegetativum wird sich natürlich auf die Muskulatur des Gefäßsystems übertragen. Dadurch sind diese Wirkungen erklärbar. Denn diese Muskulatur wird ja vegetativ gesteuert. Beweisend für diese Hypothese ist das Fehlen jeglicher Wirkung der Akupunktur bei höhergradigen Sklerosen der Gefäße. In solchen Fällen ist auch die Pulsdiagnostik nicht zu verwerten. Gegen die Sklerose selbst ist die Akupunktur natürlich machtlos.

Hyper- und Hypotonie: Nach dem oben Gesagten, dürfen wir auch bei Hyper- und Hypotonie eine günstige Wirkung der Akupunktur erwarten. Die Hypertonie bietet die größere Erfolgsrate. Die Hauptpunkte dafür sind: H 7, KS 7, N 2 und M 36, alle in Silber. Meist erhalten wir eine rasche und anhaltende Normotonie, sofern nicht der Patient schon physiologisch auf einen höheren Blutdruckwert eingestellt ist. Natürlich können wir beim fixierten (renalen) Hochdruck keine wesentliche Wirkung erwarten. Schwieriger und vor allem langwieriger ist die Behandlung der Hypotonie. Es werden besonders folgende Punkte dafür verwendet: H 9, KS 9, Lu 9, N 7, N 8 sowie ebenfalls M 36, hier jedoch alle genannten Punkte in Gold. Man muß mit häufigen Sitzungen rechnen.

B e w e r t u n g : Bei den Erkrankungen des Herzens werden die Fälle für die Gruppe II häufiger sein als für die Gruppe I, bei den Erkrankungen der Gefäße ist es umgekehrt. Insbesondere die Claudicatio intermittens ergibt auch dem Anfänger gute Resultate.

Hämatologie: Der Titel dieses Abschnittes ist etwas hochtrabend für die wenigen Indikationen, die wir aus diesem Gebiet anführen können. Es scheint aber gerade in diesem Gebiet noch viel Entwicklungsmöglichkeit für die Akupunktur zu liegen. So zeigten FLEISCHHACKER und STACHER sehr einschneidende Wirkungen auf Erkrankun-

(Marginalien am linken Rand:)

Erkrankungen des Herzens

Erkrankungen der Gefäße

Hyper- und Hypotonie

Hämatologie

gen dieser Gruppe nach Sanierung von Störstellen. Bei durch Medikamentenabusus entstandenen Agranulozytosen konnten SCHROEDER und BISCHKO eindrucksvolle Erfolge nach Akupunkturbehandlung beschreiben. Mit den gleichen Punkten kann man auch unkomplizierte Anämien behandeln. In diesen Fällen sieht man besonders nach Punktion des Punktes B 39 eine rasche Zunahme der Erythrozyten bis zu einer Million. B 39 ist unser Hauptpunkt für die Erythropoese und überhaupt für das arterielle Blut, B 17 ist für die Störungen der Koagulation und das venöse Blut zuständig. Beide Punkte sollten, zumindest das erstemal, im Liegen gestochen werden, da nicht selten ein Kolaps dabei auftritt. Diesen kann man jedoch rasch mit H 9 und/oder KS 9 beheben.

B e w e r t u n g : Gruppe II, die Zusammenarbeit mit einem Spezialisten ist gerade auf diesem Gebiet sehr wünschenswert. Der Anfänger wird sich hauptsächlich des Punktes B 39 bedienen, um bei Anämien den Effekt der Akupunktur bestätigt zu sehen.

Respirationstrakt: Die Erkrankungen des Respirationstraktes stellen ein großes Indikationsgebiet für die Akupunktur dar. Einige Erkrankungen, wie Sinusitis und Heuschnupfen, haben wir schon weiter oben bei den Erkrankungen des Hals-Nasen-Ohren-Bereiches besprochen. Die notwendigen Ergänzungen und Erweiterungen sollen hier abgehandelt werden. Respirationstrakt

Schnupfen: Der Hauptpunkt für den (banalen) Schnupfen ist Di 4. Er wird meist in Gold gegeben. Für eine erfolgreiche Behandlung des Schnupfens ist aber nur ein ganz kurzer Zeitraum geeignet, nämlich dann, wenn man ein eigenartiges Kribbeln in der Nase verspürt und das sichere Gefühl hat: jetzt bekommt man einen Schnupfen. In diesem, etwa 20 Minuten dauernden Zeitraum, kann man nun mit einem Stich in den Punkt Di 4 das Auftreten eines veritablen Schnupfens in der Mehrzahl der Fälle verhindern. Bei Versäumen dieser Zeitspanne ist die Wirkung viel geringer, oft auch gar nicht mehr zu erzielen. Trotzdem kann man bei einem schon ausgebrochenen Schnupfen die verlegte Nasenatmung, wenn auch nur für kurze Zeit, wieder normalisieren. Hierzu bedient man sich der Punkte B 2, Di 20 und PdM. Dieser letztere Punkt (Point de merveille) liegt, wie schon erwähnt, in der ventralen Medianen über dem Nasensattel. Er wird in manchen Büchern mit LG 25 bezeichnet, obgleich das nicht ganz genau ist. Neben diesem Befreiungsgefühl kommt es meist zu einer nachfolgenden starken Sekretion, nicht selten blutig tingiert und dann zu einer raschen Besserung. Beim chronischen Schnupfen treten die Punkte der Sinusitis an Stelle der obigen, beide Gruppen können jedoch auch miteinander kombiniert werden. Schnupfen

Bei allen Erkrankungen des Respirationstraktes kann man allgemein den Hauptpunkt KG 17 verwenden, so auch beim Schnupfen. Er erleichtert die Respiration und normalisiert alle pathologisch veränderten Funktionen.

Pharyngitis: Speziell zur Beeinflussung von Beschwerden in Larynx und Pharynx dient Lu 11, meist in Silber zu geben. Als weitere Punkte figurieren B 1 und 12, G 2 und 3. Der Hauptpunkt gegen die Heiserkeit, auch durch Überanstrengung bei Rednern, Sängern usw. entstanden, ist M 10. Außer dem letztgenannten finden die anderen Punkte auch Anwendung bei verschiedenen Störungen des Nasenbereiches, wie Ozaena, Anosmie. Wieder sehen wir hier eine funktionelle Einheit, die man auch als solche behandeln sollte, das heißt, nicht nur lokal vorgehen darf. Pharyngitis

Eine seltenere Indikation im Bereiche des Pharynx stellt das Fremdkörpergefühl in demselben dar. Endoskopisch ist ein solcher nicht nachweisbar, die Störung ist sicher in erster Linie psychisch zu bewerten. Nicht selten kommt es aber dabei zu einer Veränderung der Geschmacksempfindung, die bei entsprechenden Berufen existenzgefährdenden Charakter annehmen kann. In diesen Fällen gibt man zu den oben genannten

Punkten zur Behandlung von Nase und Pharynx, noch psychische Punkte hinzu, wie etwa H 3 und M 36, KG 15 und LG 19.

Asthma bronchiale

Asthma bronchiale: Das Hauptgebiet für die Akupunktur stellt, für den Bereich des Respirationstrakts, aber das Asthma bronchiale dar. Hier sind die Erfolge, insbesondere bei Kindern, so eindrucksvoll, daß man sich nur wundern kann, daß sie noch nicht die Behandlung der Wahl geworden ist. Wir haben bei der Punkteauswahl folgendes uns immer vor Augen zu halten: Asthma bronchiale ist eine Trias, bestehend aus

1. Spasmen des Bronchialbaumes mit allen seinen Verzweigungen, also müssen wir auf eine entsprechende Spasmolyse Wert legen;
2. einem allergischen Faktor und
3. einem psychischen Faktor, nämlich der Angst vor dem Anfall.

Ferner sind noch klimatische, berufsbedingte und hereditäre Einflüsse zu überlegen, auf die man jedoch kaum Einwirkung hat.

Welcher von den drei Hauptfaktoren im Vordergrund steht, der ist zuerst zu behandeln. Ich will hier nur die einzelnen spezifischen Wirkungen von den diversen Punkten her anführen, die man alle miteinander kombinieren kann, sie sind je nach Fall und auch in der Entwicklung des Falles zu variieren.

Hauptpunkt für alles Geschehen im Thoraxraum ist der schon genannte Punkt KG 17, Hauptpunkt für den Lungenbereich ist B 13. Beim Spasmus werden sie in Silber zu geben sein. Die lokalen Punkte für die Asthmatherapie sind Lu 1 und 2, M 13 und N 27. Um die bei jedem Anfall auftretende Stauung zu bekämpfen, verwendet man Lu 7 oder 9, jedoch in Gold. Bei Krampfatmung, erschwertem Ex- oder Inspirium gibt man den Hauptpunkt für das Zwerchfell B 17 meist in Silber dazu. Damit erreicht man eine rasche und nachhaltige Erleichterung der Atmung. Treten die Anfälle nur oder besonders bei bestimmten Wetterlagen (Nebel, Gewitter usw.) auf, so wird man in Gold zusätzlich 3E 15 verabreichen. Bestehen putride Sputa oder Temperaturen wird man auch den Hauptpunkt aller Entzündungen, 3E 5, eventuell noch mit B 11 kombiniert, anwenden.

Die vorgenannten Punkte bewähren sich insbesondere beim juvenilen Asthma, wo nahezu hundertprozentige Resultate erzielt werden können. Beim Erwachsenen sind die Punkte die gleichen, jedoch stehen die Erfolge in direkter Abhängigkeit von Größe und funktionellem Einfluß des gleichzeitig bestehenden Emphysems. Für die Prognose gilt der Leitsatz: Je stärker das Emphysem ausgeprägt ist, desto geringer wird der Erfolg sein. Auch starke Thoraxdeformationen spielen eine negative Rolle, wie höhergradige Skoliosen, Trichterbrust usw.

Der Einfluß der Psyche ist beim Asthma in allen Altersstufen ein bedeutender. Zur Bekämpfung der Anfallsangst verwenden wir die für den psychischen Ausgleich bewährten Punkte, also H 3 und M 36 in Gold, H 5 und 7, KG 15 und LG 19 in Silber. Die Punkte können, wie gesagt, mit den Krampfpunkten der Asthmatherapie kombiniert werden.

Bevor wir den dritten, allergischen Faktor besprechen, darf ich noch eine Vorbemerkung machen. Schon bei der Pulslehre haben wir eine enge Verbindung zwischen Dickdarm- und Lungen-Meridian gesehen. Wir haben dort gesagt, daß sich diese Meridiane mit der Ausscheidung befassen.

Ausscheidungsfolge

Ausscheidungsfolge: Was wir darunter zu verstehen haben, soll der nachfolgende, alte, chinesische Spruch illustrieren. Er handelt über die Ausscheidungsmöglichkeit und deren Reihenfolge im Organismus. Er lautet:

Was Niere und Blase nicht ausscheiden können, das muß der Darm ausscheiden. Was dieser nicht mehr ausscheiden kann, das muß die Lunge tun. Wenn alle zusammen nicht genug (Toxine) ausscheiden können, dann muß die Haut einspringen und was die Haut nicht mehr ausscheiden kann, das führt zum Tode.

Über diesen Spruch kann man viel nachdenken. Er führt uns geradewegs hinein in die Problematik der dynamischen Krankheitsentwicklung. Darunter haben wir den Regulationsversuch des Körpers zu verstehen, der sich uns in verschiedener Gestalt, auch in negativen Erscheinungen präsentiert. Danach ist nicht jedes Fieber schlecht und muß unterdrückt werden, Erbrechen oder Durchfall können durchaus günstige Wirkung erzielen, ein Hautausschlag ist nicht auf jeden Fall zu unterdrücken. Unsere Vorgänger wußten mehr über diese Dinge und haben sie besser verwertet, als wir das heute tun.

Gerade beim Asthma sind solche Vorgänge offenkundig. So sehen wir eine starke Abhängigkeit von Obstipation und Diarrhoe zum Asthmaanfall. Ich hatte einmal einen Fall von Asthma bei einem jüngeren Bauern zu behandeln, der seit Kindheit an schweren Anfällen litt und außerdem ständig obstipiert war. Die Anfälle waren medikamentös kaum zu beeinflussen. Schon auf die erste Behandlung mit Akupunktur hin stellte sich bei diesem Mann eine heftige Diarrhoe ein, die nur schwer und langwierig vom Hausarzt zu beeinflussen war. Die Asthmaanfälle, die er auf Grund seiner Erfahrungen in jenen Tagen hätte unbedingt bekommen müssen, blieben jedoch aus. Als er nach etwa einer Woche wieder zu mir kam, stoppte ich den Durchfall mit dem schon bekannten Punkt MP 4, der auch schlagartig wirkte. Sein Asthma aber trat am Folgetag wieder auf. Nach der nächsten Behandlung, diesmal mit den Asthmapunkten, trat der Durchfall wieder auf den Plan. So spielte sich die Behandlung in einem Wechsel zwischen Asthma und Diarrhoe ab, die sich aber beide von Mal zu Mal weniger intensiv darstellten, bis schließlich, nach einigen Sitzungen, beides verschwunden war und bis heute, also seit einigen Jahren, verläßlich weggeblieben ist. Daher müssen wir, nicht nur in diesem krassen Fall, das Geschehen des Darmes und seiner Schleimhäute bei der Asthmabehandlung stets im Auge behalten. Auch bei der Behandlung der Allergie wird dies nötig sein.

Praktisch behandeln wir die allergische Komponente des Asthmas über die Punkte Dü 3, Di 2, 3 und 4 sowie Le 13, also mehreren Stoffwechselpunkten. Aber auch die Nase, sowohl als Reflexzone von größter Bedeutung als auch als Endpunkt des Dickdarm-Meridians, wird nicht selten in eine Asthmabehandlung eingebaut werden müssen. Als Punkte figurieren dafür die schon bekannten Di 19 und 20, PdM und B 2 beziehungsweise 1. Nicht vergessen wollen wir, auch auf B 39 hinzuweisen, der, außer seiner Wirkung auf die Erythropoese, auch noch einen breiten Einfluß auf alles Geschehen im Thoraxraum hat. Schließlich kommen auch noch manchmal KG 21 und 22, die wir auch beim Sodbrennen verwenden, unterstützend in Frage, bei starkem Hustenreiz noch gekoppelt mit Lu 5.

Man sieht hier wieder die enge Verbindung zwischen dem Respirations- und dem Verdauungstrakt. Diese Verbindung war schon früher bekannt, wie man das insbesondere der klaren Ausführungen ASCHNERs entnehmen kann. Er zeigt in seinem Lehrbuch der Konstitutionstherapie die Verwendung von Emetica beim Asthma, allerdings in heroischen Dosen, verglichen mit den üblichen Beimengungen solcher Stoffe zu unseren gängigen Hustenmitteln.

Auch hier, wie in allen anderen Therapievorschlägen, die ich mache, muß man, über diese Trias hinaus, noch allfällige Modalitäten beachten. Praktisch geht man also so vor, daß man erst eine Standardbehandlung versucht, in allgemeiner Richtung, wie das oben aufgezeigt wurde. Wenn sich schon von Anfang an andere Kriterien zeigen, ist natürlich gleich von Beginn an eine andere Vorgangsweise angezeigt. Im Falle des Nichtansprechens einer so gewählten Therapie kann dann unter Zuhilfenahme aller sonstigen Informationen wie Puls, Modalitäten usw. eine von der Normal- oder

Standardform abweichende Art gefunden werden, die sich dann zweckentsprechend erweist. Gerade beim so komplexen Beispiel des Asthmas erschien eine breitere Anführung von Möglichkeiten angezeigt. Zurecht wird überall eine individuelle Behandlung verlangt, die aber doch auf bestimmten Vorgangsweisen basieren muß. Hat man aber mehrere solcher verschiedenen Vorgangsweisen zur Verfügung, kann man erst wirklich individuell behandeln. Mit anderen Worten: In der Akupunktur haben wir nicht einen Schimmel, sondern immer ein ganzes Gespann zur Verfügung. Das Leitpferd können wir wählen und notfalls auch wechseln.

B e w e r t u n g : Die Erkrankungen des Respirationstrakts bieten sehr gute, im Bereich des Asthmas, besonders des juvenilen, sogar hervorragende Möglichkeiten erfolgreicher Behandlungen. Sie sind überwiegend der Gruppe I zuzuteilen und für den Beginn einer Akupunkturpraxis besonders geeignet, nicht zuletzt auf Grund des großen Kombinationsrepetoirs.

Hautkrankheiten: Es erscheint mir sinnvoll, die Erkrankungen der Haut gleich hier anzuschließen. Diese ist wohl bis in jüngste Zeit immer Stiefkind der Therapie gewesen und an ihr wird auch heute noch am meisten gesündigt. Nicht nur von der Damenwelt, die mit diversen, kritiklos verwendeten Schönheitsmitteln ihr arg zusetzt, sondern auch von der Ärzteschaft, die nicht immer geneigt ist, in der Haut ein wichtiges, wenn nicht das wichtigste Organ zu sehen, sondern eher nur ein Integument, eine notwendige Umhüllung des Organismus und seiner Organe. Wenn man sich aber nochmals den vorhin gesagten Spruch der Ausscheidungsfolge vergegenwärtigt, kommt ihre überragende Stellung ganz klar heraus.

Wir werden daher in der Behandlung jeglicher Hautkrankheiten, mit Ausnahme der luetischen, des Karzinoms, der Tbc und der Psoriasis — die mit größter Wahrscheinlichkeit eine negative Erbanlage darstellt und daher als konstitutioneller Faktor der Akupunkturbehandlung nicht zugänglich sein kann — uns in erster Linie der sogenannten Stoffwechselpunkte bedienen müssen. Ich zähle sie nochmals auf: B 54 und 58, N 2 und 6, Le 13, Di 2, 3 und 4.

Bei allen chronischen Dermatosen wird B 54 etwas tiefer als normal gestochen, wobei der Austritt einiger Tropfen Blutes erwünscht ist. Bei allen frischen, entzündlichen Hautkrankheiten geben wir noch sinngemäß 3E 5 hinzu. Alle diese Punkte werden fast immer in Gold gegeben, da wir ja die Hauterkrankungen, wenn sie auch scheinbar eine Hyperfunktion darstellen, als eine Schwäche der Ausscheidungsfunktion zu betrachten haben und daher tonisieren müssen. Stark nässende und juckende Dermatosen sind mit B 47 zu behandeln. Bei Ekzemen geben wir gerne Di 11 in Kombination mit einigen Stoffwechselpunkten.

Gerade bei den Hauterkrankungen werden wir, da sie ja Ausdruck maximaler Schwäche sind, immer trachten, mit einem Minimum an Nadeln auszukommen. Daher kombiniert man, besonders am Anfang einer Behandlung, jeweils nur einen Stoffwechselpunkt eines Meridians mit anderen, zum Beispiel Di 4 mit B 54 und N 2, nicht aber Di 2 und 3 mit B 54 und 58.

Besteht ein starker Pruritus oder ist er sogar ohne Effloreszenzen allein vorhanden, so verwenden wir Le 6, Di 11 und B 13 in Gold. Bei Furunkulose ist B 62, Di 11 und N 2 in Silber, B 11 und KG 9 in Gold als Basistherapie angezeigt. Damit kann die notwendige Umstimmung eingeleitet werden. Bei der Akne ersetzt man Di 11 und N 2 durch Di 1.

Herpes zoster: Diese Fälle erhalten eine besondere Behandlung. Wir verwenden als Hauptpunkt KS 7 (also den Hauptpunkt der Interkostalneuralgie) sowie B 60, in Gold geben wir H 3 hinzu. Ferner setzen wir in die Mitte der hauptsächlich befallenen Areale jeweils eine Silbernadel, jedoch niemals in eine Effloreszenz selbst. Auch hier

Haut-
krankheiten

Herpes zoster

sollte man 4—5 lokale Nadeln als obere Grenze ansehen. Man erzielt damit meist einen wesentlich beschleunigten Ablauf der Erkrankung. Abhängig ist der Effekt bei inveterierten Fällen von der Tiefe der zurückgebliebenen Narben. Überschreiten sie einen Grenzwert, der allerdings individuell verschieden ist, so darf man sich keinen positiven Effekt erwarten.

Ulcus cruris: Auch hier haben wir eine besondere Technik zu beachten. Als Hauptpunkt ist N 8 zu betrachten. Da er nicht selten innerhalb des Ulkus zu liegen kommt, fällt er in diesen Fällen für die Therapie aus und ist durch MP 5 (beide in Gold) zu ersetzen. Ergänzender Punkt dazu ist Le 9, ebenfalls in Gold. Um das Ulkus selbst setzt man in der Übergangszone des kallösen Randes zur streifig, durch kleine, thrombosierte Venen veränderten Randzone einen Kranz von Silbernadeln, meist 6—8 Stück in gleichmäßigen Abständen. Sollte dort eine kleine Blutung entstehen, so deckt man diese und das Ulkus mit einer reizlosen Salbe, jedoch nur dann, wenn das Ulkus nicht schmierig belegt ist. Sollte dies der Fall sein, so kann man es vor der Behandlung mit einer höherprozentigen Kochsalzlösung vorsichtig reinigen. Wir sehen mit dieser Therapie sehr eindrucksvolle und kurze Heilungsverläufe. Ulcus cruris

Zum Schluß betrachten wir die Hauterkrankungen noch hinsichtlich ihrer Lokalisation, sowie ihrer Ausbreitung auf den einzelnen Körperpartien. Dabei sehen wir, daß für den Schädel ganz allgemein in erster Linie die Punkte Di 4 und 11, sowie Lu 5 wichtig sind, für die Nasenregion PdM, für die Lippen M 45. Der Halsbereich erfordert Dü 8, die Achselhöhlen G 38 und 40, seltener 43. Die oberen Extremitäten werden von Di 11, die unteren von G 30 noch zusätzlich beeinflußt, wenn diese Punkte nicht sowieso schon in die Behandlung eingebaut sind. Diese, im letzten Absatz gemachten Angaben, beziehen sich auf alle Hautkrankheiten, die sich auf den soeben genannten Arealen darstellen.

B e w e r t u n g : Die Behandlung der Hauterkrankungen erfordert durch die Tatsache, daß es sich dabei um eine Umstimmungsaktion handelt, immer einen längeren Zeitraum und nicht selten mehrere Umstellungen der Behandlung. Sie sind daher der Gruppe II zuzurechnen mit Ausnahme des Ulcus cruris, das in Gruppe I zu verweisen sein wird.

Urogenitaltrakt: Zum Schluß wollen wir uns noch den Störungen des Urogenitaltraktes zuwenden. Die sexuellen Störungen haben wir schon früher angeschnitten. Eine gute Indikation für die Akupunktur stellt das folgende Kapitel dar. Urogenitaltrakt

Periodenstörungen: Zuerst die wichtigsten Punkte für die Amenorrhoe: B 31, M 30, N 8, KG 2, 3 und 4, LG 4 und 16, eventuell auch 2. Sie werden meist in Gold gegeben. Bei der Dysmenorrhoe sind die wichtigen Punkte: B 31, N 13, 14 und 15, G 26, 27 und 28, KG 3. Für die Meno- und Metrorrhagien sind die Hauptpunkte: G 3, MP 6 und KG 6. Dieser letztere Punkt erhöht auch bei Männern die Zeugungsfähigkeit; es sollte daher auf diese Möglichkeit aufmerksam gemacht werden. Periodenstörungen

Alle vorgenannten Punkte sind auch geeignet, auf einen bestehenden Fluor albus einzuwirken. Da viele dieser Punkte, besonders N 8 und B 31 auch bei anderen Indikationen verwendet werden (zum Beispiel Ischias), sollte während einer solchen Behandlung auch nach Änderungen des Fluors gefragt werden. Dadurch kann man auch ermessen, welche Punkte für solche Indikationen besonders geeignet sind.

Ebenso haben alle oben genannten Punkte eine starke Einwirkung auf Impotenz und Frigidität, insbesondere in Verbindung mit psychisch aktivierenden Punkten und B 39.

Am Rande möchte ich noch für die Kollegen auf dem Lande eine Reihe von Punkten anführen, die in der Lage sind, eine normale Geburt zu beschleunigen. Es sind

des B 60 und 67, N 6 sowie MP 5 und N 8. Vielleicht können sie manchem die Nacht-
visiten abkürzen helfen.

Nierenkrankheiten: Die geringsten Einwirkungsmöglichkeiten hat die Akupunktur in
der Behandlung der Nierenerkrankungen. Ganz allgemein kommen B 23 und N 7
dafür in Frage. Bei Nierenkoliken können sich G 25, 26 und 27 als nützlich erweisen.
Hartnäckige Zystitiden reagieren häufig auf B 27 und 28, N 2 und 6, sowie KG 4 und
6 positiv.

Die Enuresis nocturna der Kinder, seltener die Inkontinenz Erwachsener, können
auf Le 3, KG 3 und 4, MP 9, M 36 und N 2 ansprechen. Bei Kindern wird man auch
die psychisch harmonisierenden Punkte hier einzusetzen haben. Unterstützend können N 8 und KG 6 versucht werden.

B e w e r t u n g : Die Erfolge bei allen Periodenstörungen sind der Gruppe I zuzurechnen. Bei der Behandlung der Nierenkrankheiten kann man sich keine großen
Lorbeeren holen, sie fallen in Gruppe III.

Damit hätten wir in großen Zügen und besonders für den Anfang alle für die Akupunktur wichtigen Indikationen und Kombinationen durchgesprochen. Ich wiederhole
nochmals, daß diese Vorschläge nicht ein „Kochbuch" darstellen sollen, sondern daß
sie dem wenig Erfahrenen den Eintritt in die Materie erleichtern sollen.

Ich füge noch eine Liste der besprochenen Punkte mit deren genauer Lokalisation bei.
Das Aufsuchen der Punkte wurde anfangs besprochen und ist bei Kenntnis der Lokalisation nicht so schwer, wie es vielleicht am Anfang scheinen mag. In dieser Liste sind
natürlich auch die wichtigsten Indikationen enthalten, sie stellt also ein Repetitorium
dar.

Da die Abbildungen dem Werk BACHMANN „Leitfaden der Akupunktur" entnommen
und sehr klein sind, ist die im Text angegebene Lage der Punkte maßgeblich und nicht die
Zeichnungen. Für den Anfänger empfiehlt sich sicherlich ein anatomischer Atlas zum Studium der Punkte.

Ab der 9. Auflage stehen detaillierte Zeichnungen, von MENG zur Verfügung, also eine
echte Verbesserung.

Betreffend die Lähmungsfälle soll besonders auf die von ZEITLER modifizierte Form
der Schädelakupunktur hingewiesen werden, die im schon erwähnten „Handbuch der
Akupunktur und Aurikulotherapie" detailliert dargestellt wurde.

Nähere Erläuterungen sind auch später in meiner „Akupunktur für mäßig Fortgeschrittene" zu finden, die demnächst im Karl F. Haug Verlag erscheinen wird.

Achtes Kapitel

LOKALISATION UND SYMPTOMATIK DER WICHTIGSTEN PUNKTE DER AKUPUNKTUR

Die Reihenfolge der nun zu besprechenden Punkte wurde nach der klassischen Einteilung vorgenommen. In fortlaufender Numerierung auf dem entsprechenden Meridian werden die einzelnen Punkte besprochen. Die Meridiane werden, ebenfalls nach der klassischen Ordnung, mit dem Herz-Meridian beginnend dargestellt. Am Anfang jeder Meridians steht eine kurze Beschreibung seines Verlaufes, seiner Stellung im Energiekreislauf, sowie seiner Pulstaststelle. Ebenso werden die Punkte, die zum Meridian gehören, aber nicht auf ihm liegen, also Zustimmungspunkt und manchmal Alarmpunkt, kurz herausgehoben, besprochen werden sie jedoch erst an der Stelle, die ihrer Kurzbezeichnung entspricht, also alle Zustimmungspunkte auf dem Blasen-Meridian, eventuelle Alarmpunkte, zum Beispiel der des Herz-Meridians, also bei KG 14.

Konzeptions- und Lenkergefäß werden als Träger wichtiger Punkte nach den Meridianen abgehandelt.

Die Maßeinheit des Querfingers (chinesisch *TSROUN* genannt) ist immer vom Patienten, niemals vom Arzt zu nehmen. Daher muß man vor der eigentlichen Behandlung kurz die Fingerform des Patienten betrachten. Das ist sehr wichtig, da man sonst die Punkte nicht richtig trifft!

MERIDIAN DES HERZENS

Mit ihm wird im Allgemeinen begonnen. Er bezieht seine Energie aus dem Meridian Milz-Pankreas und gibt sie weiter in den Meridian des Dünndarms. Es handelt sich um einen sogenannten *YIN*-Meridian. Wir kürzen ihn ab mit einem H, auch in Englisch, französisch C wie coeur. Seine Taststelle für die Pulsdiagnose befindet sich in der Tiefe, distal der Radiusapophyse an der l i n k e n Hand. Der Verlauf des Meridians beginnt im 3. ICR in der vorderen Paraxillarlinie, er zieht dann — als Yin-Meridian — an der Innenseite über die obere Extremität zum kleinen Finger, dreht im letzten Moment zur Dorsalseite des Fingers und endet 2 mm medial und proximal vom Nagelwinkel in seinem 9. Punkt Sein Alarmpunkt ist der Punkt KG 14, er liegt auf den vorderen Medianen etwa 1 Querfinger unterhalb der Xyphoidspitze, sein Zustimmungspunkt ist B 15, auf dem Rücken, etwa 2 Querfinger lateral der Medianen, zwischen den Querfortsätzen von Thorakale 5 und 6 (Abb. 4 und 6).

H ③

Die beiden ersten Punkte sind für uns nicht so wichtig, hingegen ist H 3 ein wichtiger Punkt. Sein chinesischer Name lautet *Chao-Rae*. Man muß sich diese Namen natürlich nicht merken, ich muß sie nur deswegen anführen, weil manche Autoren Kreuzungspunkte mal bei dem einen, mal bei dem anderen Meridian oder auch auf beiden mitzählen und man daher bei der Lektüre anderer Bücher unter Umständen verwirrt werden könnte. Wenn Sie aber im Zweifelsfall die Namen vergleichen, wissen Sie dann gleich, welchem Punkt unserer (verbreitetsten!) Numerierung ein Punkt bei einem anderen Autor entspricht. Die genaue Übersetzung der Punkte sagt uns nichts und wird daher — außer in Einzelfällen — weggelassen. Manche Punkte haben aber noch Beinamen, die man sich aus mnemotechnischen Gründen merken sollte, so auch dieser hier, und zwar „die Lebensfreude". Damit ist auch schon seine Indikation umrissen. Er ist ein Punkt, der vornehmlich in Gold gegeben wird, er beeinflußt die Psyche positiv. Wir geben ihn bei allen Erkrankungen als Hilfspunkt, bei denen negative psychische oder depressive Erscheinungen auftreten. Auch bei psychischer Ermüdung nach Emotionen ist er sehr wirkungsvoll. Nochmals sei darauf hingewiesen, daß zum Beispiel endogene

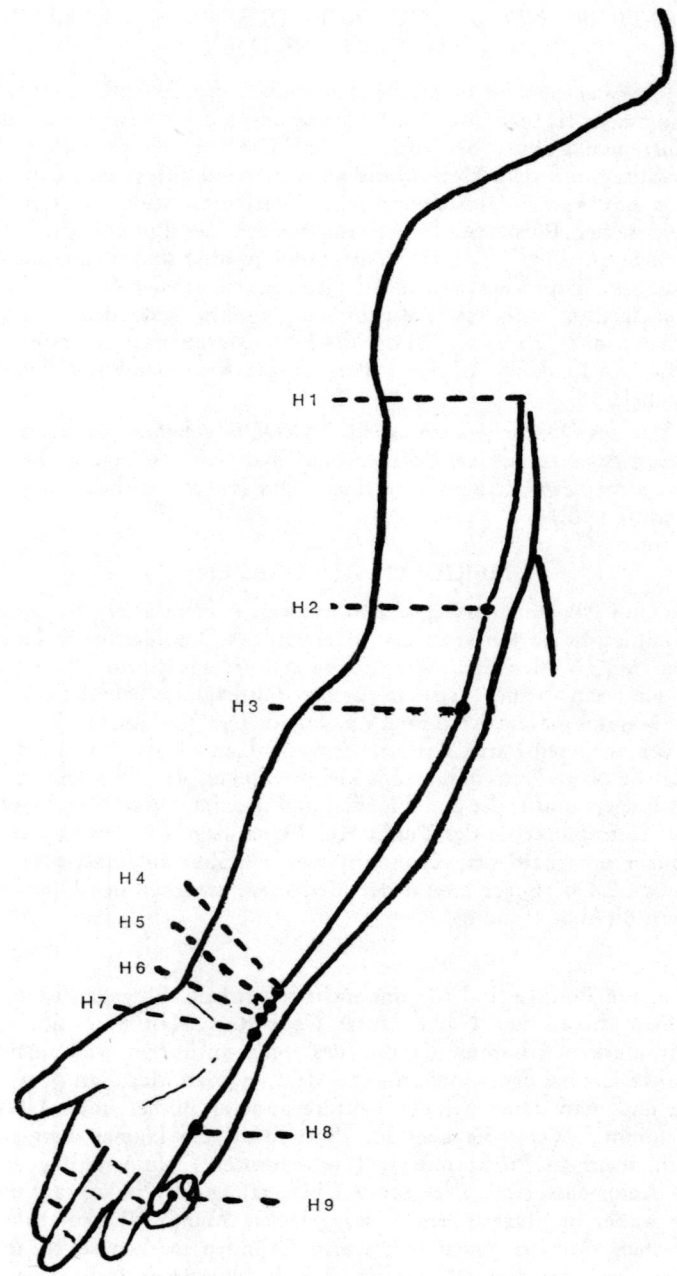

Abb. 4

Depressionen nicht in die Routinebehandlung der Akupunktur gehören. Wir wissen ja, daß das Herz, in der Sicht der Akupunktur, in erster Linie mit der Psyche in Zusammenhang gebracht wird, wie ja auch wir im Herzen, in philosophischer Hinsicht sowie in Sprichwörtern, nicht nur die Pumpe sehen. Für die Pumpenfunktion des Herzens stehen die Indikationen: Neigung zu Ohnmachten, Steigerung der Abwehrfunktionen, insbesondere bei Infektionskrankheiten, sowie Herzklopfen bei geringen Anstrengungen. Rein lokal, da an der oberen Extremität verlaufend, finden wir auch diesbezügliche Indikationen: Zittern der Hände (aber nicht bei Morbus Parkinson), kalte und klamme Finger.

L o k a l i s a t i o n : Bei maximal gebeugtem Arm finden wir ihn am medialen Ende der Ellenbogenfalte. Er ist leicht zu finden und ist ein häufig gegebener Punkt.

H 5

Chin. Name *Trong-Li*. Er ist der Durchgangspunkt des Herz-Meridians, das heißt, er stellt die Verbindung zu seinem gekoppelten Meridian, dem Dünndarm-Meridian, in erster Linie her. Er liefert uns die Möglichkeit, verschieden starke Herz- und Dünndarm-Pulse mittels einer Nadel allein auszugleichen. Man erspart sich dadurch die einzelne Sedierung beziehungsweise Tonifizierung des Herz- und Dünndarm-Meridians in diesen Fällen. Indikationen: auch hier wieder starke psychische Wirkung, besonders in Verbindung mit H 7 bei Lampenfieber, Prüfungsangst und nervösen Herzbeschwerden aller Art. Lokal wirkt er mit bei Paresen und Spasmen der oberen Extremitäten. Als Durchgangspunkt hat er natürlich (so wie auch die End- beziehungsweise Anfangspunkte der Meridiane) auch Beziehungen zu seinem gekoppelten Organ. (Die End- und Anfangspunkte zu vorhergehenden oder nachkommenden Meridianen.) So finden wir noch als Indikationen Atonien des Darms und Leeregefühl des Magens.

L o k a l i s a t i o n : Er liegt volar über der Arteria ulnaris in Höhe der Ulnarapophyse, wie alle Meridianpunkte links und rechts spiegelbildlich gleich, die Punkte werden auch immer beiderseits gegeben.

H 7

Chin. Name *Chenn-Menn*. Er ist gleichzeitig der Sedativ- und Quellpunkt des Meridians. Da der Quellpunkt den Sedativ- oder Tonisierungspunkt unterstützt, kann es hier vorkommen, daß man zum Beispiel H 7 und H 9 zugleich in Gold gibt. Da der Organismus aber offenbar genügend Selektionsmechanismen besitzt, ist das bei zutreffender Indikation keine Schwierigkeit. Auch hier wieder die starke psychische Wirkung, insbesondere in Verbindung mit H 5. Hinzu kommen Tachykardie mit Arrhythmie, pektanginöse Beschwerden und die sogenannte Herzangst. Hier verwenden wir ihn sowohl als Sedativpunkt als auch als sedierenden Quellpunkt gleichzeitig. Er kann aber auch als tonisierender Quellpunkt in Gold unterstützend zum Beispiel bei der Behandlung der Hypotonie (in Verbindung mit anderen Punkten) und der Bradykardie (zusammen mit H 9) gegeben werden.

L o k a l i s a t i o n : Er liegt an der radialen Seite des Os pisiforme. Man findet ihn am leichtesten, wenn man die fragliche Region mit einer Knopfsonde oder einer Kugelschreiberöffnung palpiert. Im Indikationsfall ist er immer stark druckschmerzhaft und wird deutlich vom Patienten angegeben.

H 9

Chin. Name *Chao-Tchrong*. Er ist der Tonisierungspunkt des Meridians. Hier haben wir als Hauptindikationen Bradykardie, Kreislaufschwäche und die sogenannte Herzangst. Sollte es einmal vorkommen, daß ein Patient während einer Behandlung umkippt, es ihm schwarz vor den Augen wird und er kollabiert (was meistens nur bei robusten Männern vorkommt, keine Kontraindikation gegen die Akupunkturbehandlung darstellt, ja manchesmal sogar von sehr raschen und ausgiebigen Erfolgen be-

gleitet ist), so kann man mit H 9 und/oder KS 9 diesen Zustand sofort wieder auf-
heben, wozu oft nur sogar die Massage dieser Punkte mit dem Fingernagel ausreicht.
Er ist also ein wichtiger Punkt für die Notfallsakupunktur. Wie schon oben gesagt,
hat er als Endpunkt eines Meridianes auch schon Beziehungen zum nächstfolgenden
(ähnlich dem Durchgangspunkt) und daher finden wir für ihn auch als Indikationen
Appetitlosigkeit und verlangsamte Verdauung.

L o k a l i s a t i o n : Er liegt ca. 2 mm medial und proximal vom daumenseitigen
Nagelwinkel des kleinen Fingers. Der *YIN*-Meridian (der an der Innenseite einer
Extremität immer liegen soll) hat sich also im allerletzten Abschnitt auf die dorsale,
die *YANG*-Seite gedreht. Da der nächste und ihm auch gekoppelte Meridian ein
YANG-Meridian ist (Dünndarm), wird dieser auch auf der *YANG*-Seite (dorsal) be-
ginnen. Er tut das auf der lateralen Partie des Kleinfingernagels. Die Verbindung dieser
End- und Anfangspunkte wird immer über ein sogenanntes Sekundärgefäß hergestellt.
Solche Sekundärgefäße finden wir auch sonst nicht selten in der Akupunktur, sie haben
aber für den Anfänger weniger Bedeutung.

MERIDIAN DES DÜNNDARMS

Er bezieht seine Energie, wie wir soeben gehört haben, aus dem Herz-Meridian und
gibt sie dann wieder in den Meridian der Blase weiter. Der Dünndarm ist ein sogenannter *YANG*-Meridian. Wir kürzen ihn ab mit Dü, französisch IG intestine grêle,
englisch SI small intestine. Da er der dem Herzen gekoppelte Meridian ist, findet sich
seine Pulstaststelle an der gleichen Position wie die des Herzens (linke Hand, distal
der Radiusapophyse), jedoch als *YANG*-Meridian n i c h t wie das Herz in der Tiefe,
sondern oberflächlich. Der Meridian verläuft als Yang-Meridian an der Extremität
außen, er zieht vom äußeren Nagelwinkel des kleinen Fingers über Unter- und Oberarm latero-dorsal zur Schulter, an der er einen Winkel beschreibt, zieht dann über
die laterale Halspartie zur Wange und endet in der Mitte des Ohrläppchens, natürlich
alles beiderseits. Er trägt 19 Punkte, sein Alarmpunkt ist KG 4 (in der ventralen
Medianen, etwa 2 Querfinger oberhalb der Symphyse), sein Zustimmungspunkt ist
B 27 (auf der Spina iliaca posterior superior) (Abb. 5).

Dü 1

Chin. Name *Chao-Tsre*. Er ist der Anfangspunkt des Meridians. Da der Dünndarm-
Meridian eine starke Affinität zu allem Schleimhautgeschehen hat, geben wir diesen
Punkt nicht selten einfach als Unterstützungspunkt bei allen Behandlungen insbesonders katarrhalischer Entzündungen aller Schleimhäute, also auch Konjunktivitis,
Rhinitis, Vaginitis usw. und nicht nur bei Irritationen der Darmschleimhaut. Man
bemerkt schon, daß in der Akupunktur die Funktionsgruppen oft viel weiter gesteckt
sind als in unserer üblichen Medizin.

L o k a l i s a t i o n : Er liegt ca. 2 mm lateral und proximal vom äußeren Nagelwinkel des kleinen Fingers, dorsal.

Dü 3

Chin. Name *Reou-Tsri*. Er ist der Tonisierungspunkt des Meridians und gleichzeitig
ein sogenannter Kardinalpunkt. Das sind Einschaltpunkte für die „wunderbaren Gefäße“ oder auch — kurz und schlecht — „Wundermeridiane“. Ihre Verwendung setzt
schon größere Erfahrung in der Akupunktur und Pulsdiagnostik voraus, sie werden
auch hier absichtlich nicht besprochen. Die Hauptindikation dieses Punktes ist die
Spasmolyse. Dazu wird er meist mit Le 2 und 3 kombiniert. Seine zweite Hauptbedeutung ist seine Wirkung, wieder ganz allgemein, auf alle Schleimhäute. Als Tonisierungspunkt wirkt er bei atonischer Obstipation, Anorexie und (noch mit Blick-
richtung zum die Psyche beeinflussenden Herz-Meridian) damit vergesellschaftet auf-

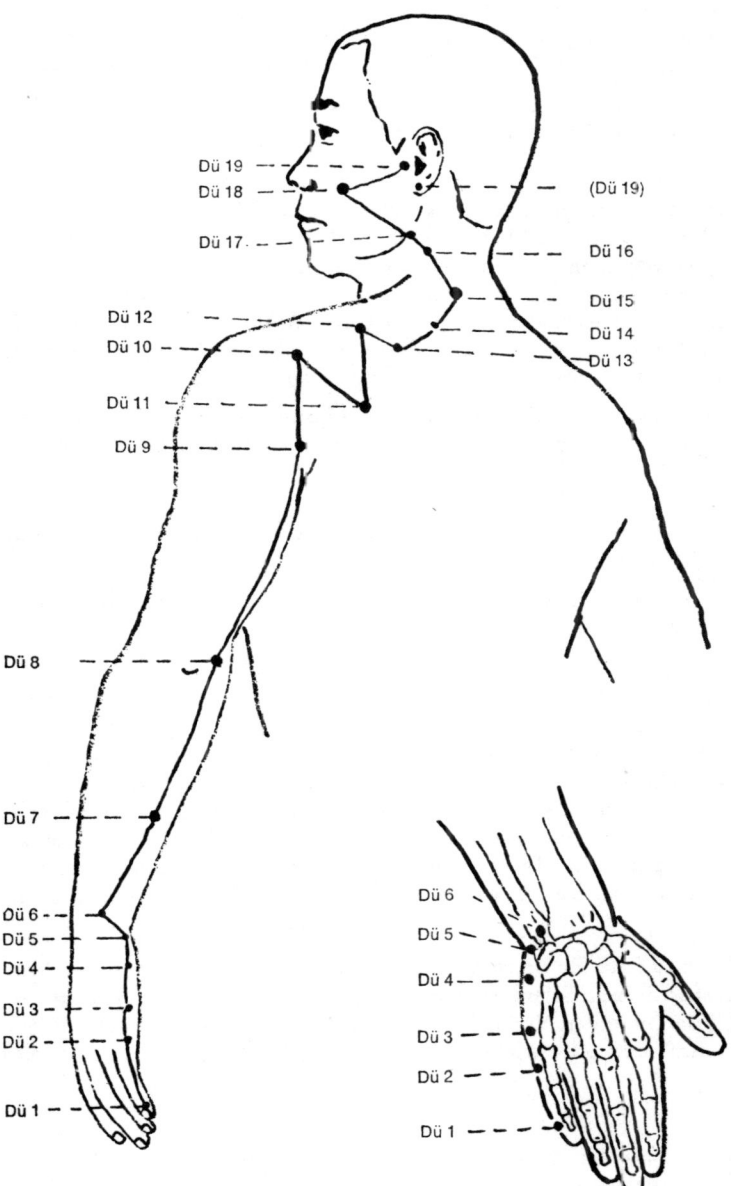

Abb. 5

tretenden depressiven Erscheinungen. Ebenso wird er sich bei Paresen der oberen Extremitäten bewähren, insbesondere wenn dabei schlagartig ausstrahlende Schmerzen zum Rücken hin angegeben werden. Er ist ein wichtiger und oft gegebener Punkt.

L o k a l i s a t i o n : Er liegt bei geschlossener Faust am lateralen Ende der sich hinter (proximal) dem Kleinfingergrundgelenk bildenden Hautfalte.

Dü 4

Chin. Name *Oann-Kou.* Er ist der Quellpunkt des Meridians. Daher finden wir tonisierende und sedierende Indikationen in seinem Bereich. Neben atonischem Darmgeschehen ist es vor allem die Muskelschwäche und Kraftlosigkeit der oberen Extremitäten, hier wird er meist mit der Goldnadel gestochen. Bei Spasmen im Oberbauch, kolikartigen Diarrhoen, sowie bei Spasmen und Arthrosen im Bereich von Hand und Unterarm (hier besonders beim Schreibkrampf), aber auch bei zersprengenden Kopfschmerzen in Zusammenhang mit den Regeln, wird er in Silber gegeben.

L o k a l i s a t i o n : Er liegt am lateralen Rand der Hand über dem Gelenksspalt von Metacarpale V und os hamatum. Auch er ist immer deutlich empfindlich.

Dü 5

Chin. Name *Jang-Kou.* Er wird zusätzlich bei allen Entzündungen und Schmerzen im Handbereich verwendet.

L o k a l i s a t i o n : Er liegt an der Außenseite des Handgelenkes, distal des Processus styloideus ulnae.

Dü 7

Chin. Name *Tche-Tcheng.* Er ist der Durchgangspunkt zu seinem gekoppelten Organ, dem Herzen. Daher werden wir hier wieder verschiedene psychische Indikationen von jenem finden. Er ist wirksam bei Neurasthenie, insbesondere bei sexueller, sowie bei abwechselnden Attacken von Reizbarkeit und apathisch-depressiven Perioden. Ferner noch bei Angst, verbunden mit starkem Herzklopfen. Natürlich wirkt er auch bei Darmkoliken und spastischer Obstipation, sowie rein lokal bei rheumatischen und neuralgischen Schmerzen. Interessant ist auch die Indikation: Gerstenkorn, jedoch nicht mehr verwunderlich, da wir ja gehört haben, daß der Meridian an sich schleimhautwirksam ist.

L o k a l i s a t i o n : Er ist etwas schwer zu finden, und zwar in der Mitte zwischen Handgelenksfurche und Ellenbeuge am Margo dorsalis ulnae. Man sucht ihn am besten dadurch auf, daß man den Verlauf des Meridianes von Dü 4 zu 8 sich vorstellt und dann die Mitte nimmt und dort wieder mit Sonde und ähnlichem tastet oder elektrisch ausmißt.

Dü 8

Chin. Name *Siao-Rae.* Es handelt sich um den Sedativpunkt des Meridians, wirksam bei allen Darmspasmen, aber auch bei spastischen Schmerzen im Bereiche von Hals und oberer Rückenpartie, sowie spastischen Kopfschmerzen. Schleimhautmäßig wirkt er bei Gingivitis unterstützend.

L o k a l i s a t i o n : Er ist zu finden am unteren Abschnitt der Olekranonrinne. Er wird relativ selten verwendet. Sie sehen hier wieder einmal, daß die sogenannten Haupt- oder Spezialpunkte der Meridiane in der Therapie determinierter Erkrankungen nicht immer eine große Rolle spielen, wenn jedoch das Krankheitsbild nach unseren normalen Untersuchungen und Erfahrungen unklar bleibt und erst durch die Pulstastung ein konkreter Hinweis auftaucht, erhalten sie ihre große Bedeutung.

Dü 9

Chin. Name *Tsienn-Tchenn*. Er wird zum Beispiel viel häufiger gegeben als der 8., obgleich er für die Steuerung der Energie keine Bedeutung hat. Aber er hat eine sehr wichtige Indikation bei allen entzündlichen Vorgängen, die den Patienten darin hindern, den Arm nach h i n t e n zu heben.

L o k a l i s a t i o n : 2 Querfinger oberhalb des dorsalen Endes der Achselfalte bei locker herabhängendem Oberarm.

Dü 15

Chin. Name *Tienn-Iou*. Hier haben wir das erste Mal einen Kreuzungspunkt mehrerer Meridiane vor uns, im gegenständlichen Fall mit 3 E (Punkt 16) und G (Punkt 21), der Meridian des Dickdarms zieht ganz knapp daran vorbei. Er wird vor allem bei zervikaler Migräne, Zervikal- und Zervikobrachialsyndrom sowie bei Torticollis spasticus verwendet.

L o k a l i s a t i o n : An der Außenseite des Halses, dort, wo bei der Ansicht von dorsal her der M. trapecius einen scharfen Knick nach lateral macht, also wo die Schulterhöhe medial beginnt.

Dü 18

Chin. Name *Tsiuann-Tsiao*. Wird sehr oft verwendet bei Fazialisparesen, Trigeminusneuralgien und Schmerzen im Oberkieferbereich, sowie bei Trismus.

L o k a l i s a t i o n : Er ist zu suchen am vorderen Masseteransatz am Jochbein in dem Winkel, der von beiden gebildet wird.

Dü 19

Chin. Name *Ting-Kong*. Er wird gegeben bei Sehschwäche, also Verminderung des Sehvermögens, aber nicht bei Änderung des Bulbus wie bei Myopie usw. (Übrigens ein uraltes Mittel auch unserer Volksmedizin, einen goldenen Ohrring oder Ähnliches zu tragen!)

L o k a l i s a t i o n : In der Mitte des Ohrläppchens, ventral, dort, wo normalerweise Löcher für Ohrringe gestochen werden. Die neue chinesische Literatur verlegt diesen Punkt aus dem Bereich des Lobulus des Ohres weg an den inneren Ansatz der Ohrmuschel (etwa in die Gegend von G 2). Gerade in der neuen chinesischen Literatur kommen oft neue Lokalisationen einzelner Punkte vor. Wir werden dies in krassen Fällen immer angeben, wenn möglich mit einem erklärenden Beisatz, glauben aber nicht, daß dies sehr wesentliche Änderungen oder gar Verbesserungen sind.

Hiermit haben wir den Meridian Dünndarm besprochen, zumindest seine wichtigsten Punkte. Der längste und punktereichste Meridian ist der

MERIDIAN DER BLASE

Er bezieht seine Energie aus dem Dünndarm und gibt sie in sein gekoppeltes Organ, die Niere, weiter. Er ist ein *YANG*-Meridian und hat seine Pulstaststelle am linken Handgelenk, proximal der Radiusapophyse und oberflächlich. Abkürzungen: deutsch und englisch B, französisch V (vessie). Er beginnt im Winkel von Nasenwurzel und Orbitalrand, zieht nach latero-proximal über den Schädel und verläuft zuerst etwa 2 Querfinger lateral der dorsalen Medianen nach unten bis zu den cornua sacralia. Sodann springt er wieder zum Schulterblatt (ohne in diesem Anteil Punkte zu haben) oder, wie es vielleicht wahrscheinlicher sein dürfte, er hat von Höhe Th 1/2 an einfach einen, noch um 2 Querfinger weiter lateral befindlichen, zweiten Ast, der sich dann über das Gesäß und Kniekehle dorsal an den Unterschenkel fortsetzt, in dessen Mitte ganz nach lateral ausbiegt und hinter dem äußeren Knöchel den Fußrand erreicht, dann lateral

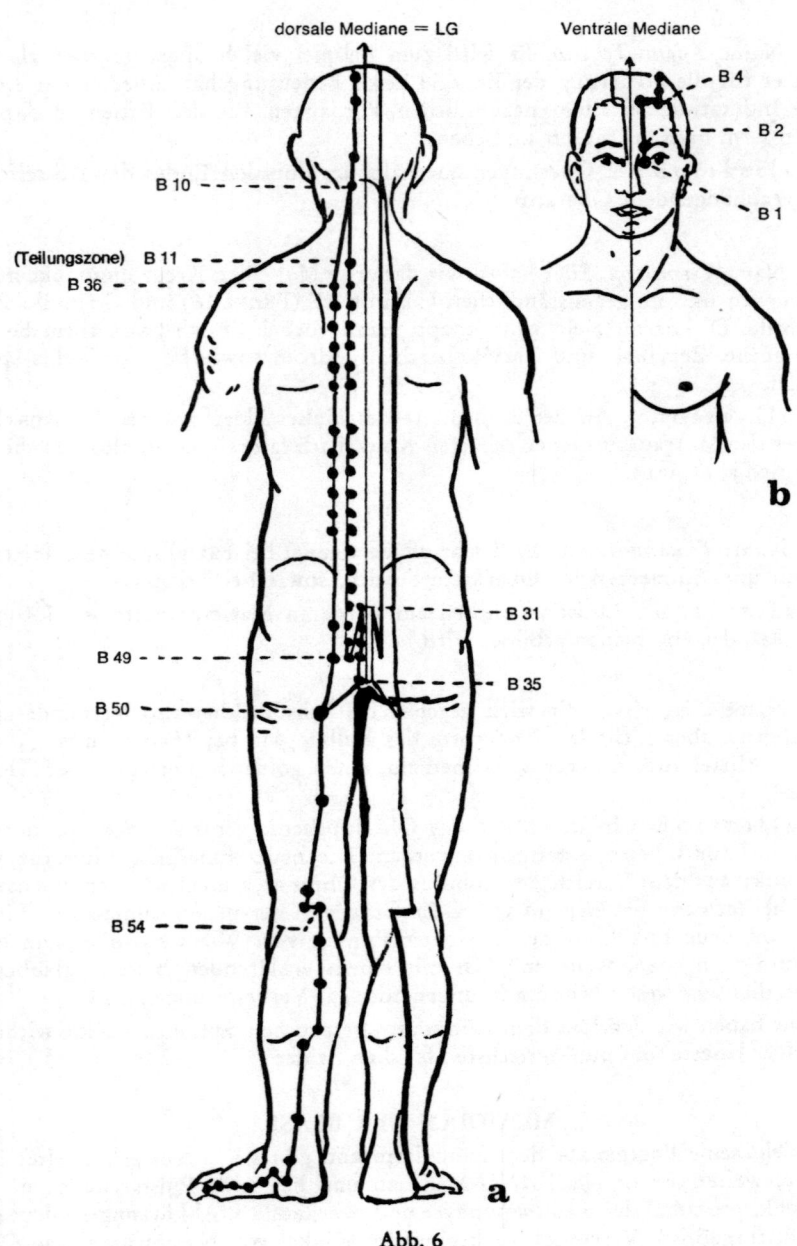

dorsale Mediane = LG   Ventrale Mediane

B 4

B 2

B 10

B 1

(Teilungszone) B 11

B 36

b

B 31

B 49

B 35

B 50

B 54

a

Abb. 6

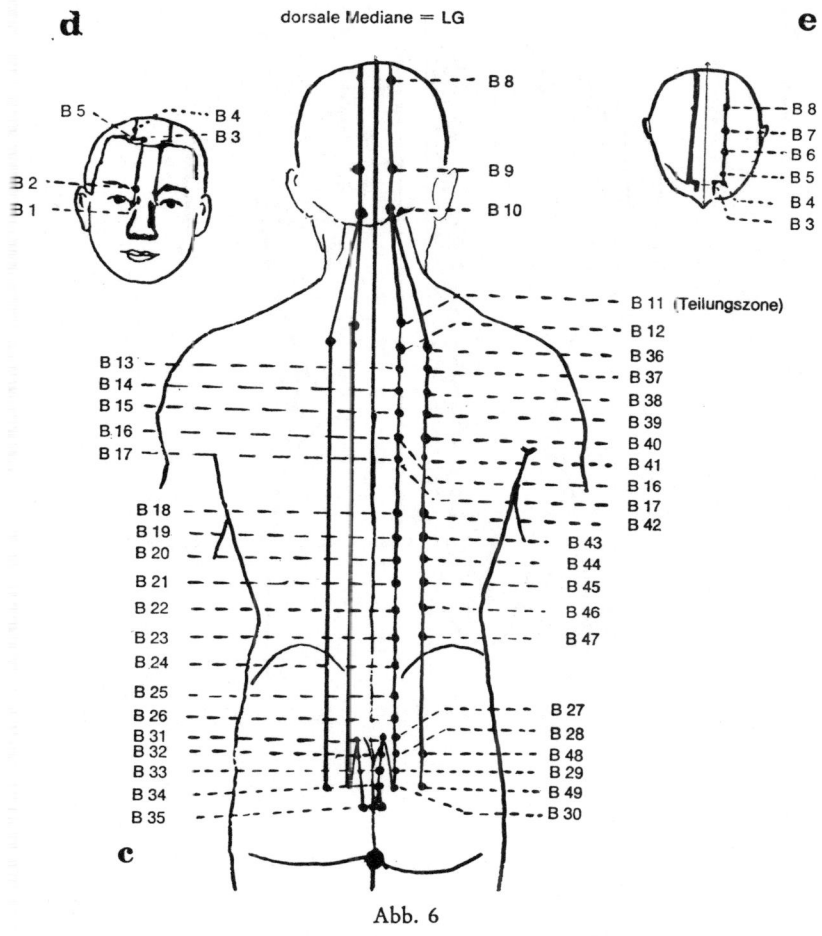

d

dorsale Mediane = LG

e

Abb. 6

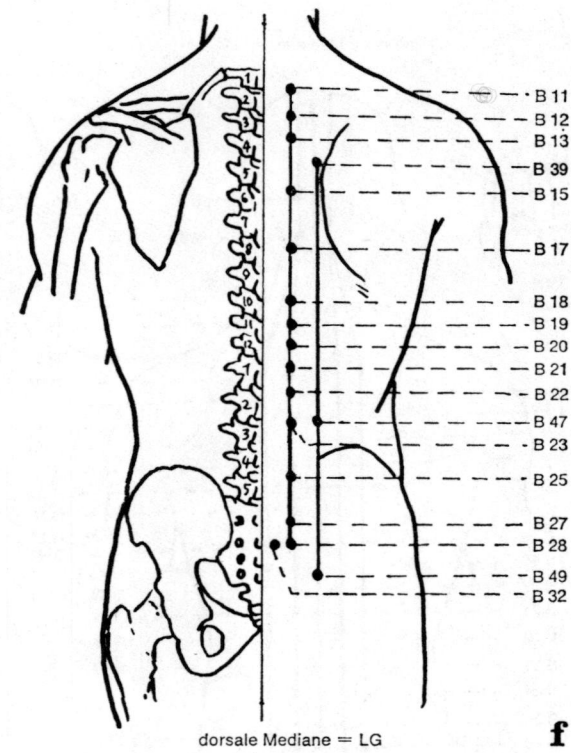

dorsale Mediane = LG

f

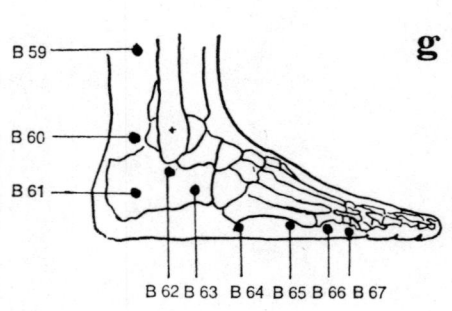

g

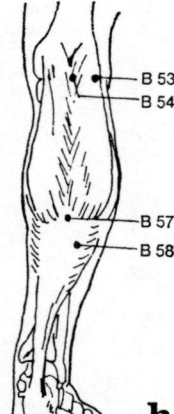

h

Abb. 6

bis zum lateralen Nagelwinkel der kleinen Zehe verläuft, wo er im Punkt 67 endet. Auf dem Meridian, und zwar im ersten, näher der Medianen verlaufenden Ast, liegen sämtliche Zustimmungspunkte, natürlich auch sein eigener. Sein Alarmpunkt liegt als KG 3 ca. zwei Querfinger über der Symphyse in der vorderen Medianen. Die Hauptbedeutung des Meridians liegt auf dem Sektor: Ausscheidung. Beginnen wir gleich mit (Abb. 6, Seite 82).

B 1

Chin. Name *Tsing-Ming*. Wieder finden wir hier Indikationen vom vorigen Meridian, wie Konjunktivitis, Blepharitis, aber vor allem Sinusitis. Ebenso ist er ein wichtiger Punkt bei Cephalea, insbesondere Stirnkopfschmerz.

Lokalisation: Er liegt in dem Winkel, der von Nasenwurzel und Orbita gebildet wird, ungefähr dort, wo sich bei Brillenträgern seitlich die Nasenstütze abzeichnet. Instinktiv kneifen viele Menschen diesen Punkt bei Kopfschmerzen ganz von selbst.

B 2

Chin. Name *Tsroann-Tchou*. Er ist einer der Hauptpunkte aller Kopfschmerz- und Sinusitisbehandlungen. Zusammen mit dem unpaarig angelegten, auf dem Lenkergefäß (LG) oder *TOU-MO* gelegenen Punkt PdM (Point de Merveille) bildet er das sogenannte „triangel magique anterieur" oder das „vordere, magische Dreieck". Damit soll der, fast an Zauberei erinnernde, schnelle und nachhaltige Erfolg bei obigen Indikationen unterstrichen werden. Es ist also ein ganz wichtiger und häufig gegebener Punkt.

Lokalisation: Er liegt auf dem Schnittpunkt einer Senkrechten durch den nasalen Lidwinkel mit der Augenbraue, über den Foramina supraorbitales.

B 4

Chin. Name *Tsiou-Tchrae*. Er wird vornehmlich als Unterstützungspunkt bei frontalen Kopfschmerzen, seltener bei der Trigeminusneuralgie des ersten Astes und auch bei Schwindel verwendet.

Lokalisation: Etwas mehr als 2 Querfinger lateral der Medianen, etwa 2 Querfinger innerhalb der Haargrenze (bzw. wo sie früher einmal war, was meist an dem anderen Hautkolorit zu erkennen ist).

B 8 (in der neuen chinesischen Literatur wird dieser Punkt häufig auch als B 9 bezeichnet)

Chin. Name *Lo-Tsri*. Er liegt auf den Tubera des Schädels in Höhe der Lambdanaht 2 Querfinger lateral der Medianen. Wir verwenden ihn als Ergänzungspunkt bei Kopfschmerzen und Migräne, sowie beim petit mal.

B 10

Chin. Name *Tienn-Tchou*. Wieder ein ganz wichtiger Punkt in der Akupunktur. Er hat eine starke Wirkung auf Nase und Auge, ganz allgemein gesagt. Darunter haben wir insbesonders Sinusitis und entzündliche Affektionen von Auge und Nase zu verstehen. Weiters, in Verbindung mit B 1 und/oder 2, auch starke Beeinflussung aller Zephaleen. Es scheint damit die Durchblutung des Schädels ganz allgemein angeregt zu werden. Der Punkt hat auch Bedeutung bei der Behandlung der Anosmie. Bei allen Zervikalsyndromen wird man ihn ebenfalls mit Gewinn verwenden. Strahlen doch fast immer diese Schmerzen in die untere Okzipitalregion aus, und zwar genau an die Lokalisationsstelle dieses Punktes. Last, but not least, hat er noch eine allgemeine Wirkung auf den Vagus. So senkt er auch den Blutdruck und kann bei allen vagoton bedingten Erkrankungen in ein spezifisches Behandlungsschema eingebaut werden. Also ein ganz wichtiger Punkt!

Lokalisation: Er findet sich am unteren Rand der Okzipitalschuppe, 2 Querfinger außerhalb der dorsalen Medianen. In dieser Entfernung finden sich nun alle weiteren Punkte bis B 27.

B 11

Chin. Name *Ta-Tchrou*. Dieser Punkt hat eine lokale Bedeutung, überregional wirkt er auf alle Knochenerkrankungen unterstützend ein, kann auch, wenn er allein druck- oder spontanschmerzhaft ist, als Hinweis auf eine solche Erkrankung genommen werden, ohne daß man allerdings sagen könnte, wo sich das Geschehen abspielt.

Lokalisation : Wieder 2 Querfinger lateral der dorsalen Medianen, zwischen den Querfortsätzen von Thorakale 1 und 2. Bei allen nun folgenden Punkten möchte ich nurmehr die Nummern der Wirbel angeben, zwischen deren Querfortsätzen sich die jeweiligen Punkte befinden.

B 12

Chin. Name *Fong-Menn*. Er liegt im üblichen Verlauf des Meridians der Blase, zwischen Th 2 und 3. Unterstützungspunkt bei Asthma und Bronchitis, aber auch bei Sinusitis oft wirksam.

B 13

Chin. Name *Fei-Iu*. Er ist der erste Zustimmungspunkt, dem wir begegnen, und zwar jener der Lunge. Kurz wiederholt, ein Zustimmungspunkt liegt immer auf dem (ersten Ast des) Blasen-Meridians, ganz gleich, welchem Meridian er zugeordnet ist. Die Zustimmungspunkte werden immer dann gegeben, wenn man mit einer (pulsmäßig) gut gewählten Behandlung eines chronischen Falles nicht entscheidend weiterkommt. Sie können in Gold oder Silber gegeben werden. Manchmal, insbesondere wenn sie spontan empfindlich sind, können sie auch gleich am Anfang einer Behandlung verabreicht werden. Ihre chin. Namen enden immer auf *-Iu*. Hier der B 13 wird bei Bronchitis, Dyspnoe, Reizhusten, vor allem aber in der Behandlung des Asthma bronchiale verwendet.

Lokalisation : Zwischen Th 3 und 4.

B 14

Chin. Name *Tsiue-Inn-Iu*. Er ist der Zustimmungspunkt von Kreislauf-Sexualität. Wird insbesondere bei chronischen Erkrankungen der Kreislauf- und Sexualorgane benützt.

Lokalisation : Zwischen Th 4 und 5.

B 15

Chin. Name *Sinn-Iu*. Zustimmungspunkt des Herz-Meridians. Er wird relativ oft benützt, besonders bei Lampenfieber und seelischen Depressionen, fast immer in Verbindung mit H 3, 5 und 7, seltener als Unterstützungspunkt bei Schreibkrampf, Zittern und Schwindel. Natürlich auch bei verschiedenen Herzsensationen wie Tachykardie und Bradykardie.

Lokalisation : Zwischen Th 5 und 6.

B 17

Chin. Name *Ko-Iu*. Dies ist ein ganz wichtiger Punkt. Er ist kein Zustimmungspunkt eines Organmeridians, hat aber eine sehr ausgeprägte Wirkung auf die Motilität des Zwerchfells, sowie auf alle Kreislauferkrankungen und ist auch nützlich bei der Behandlung von Blutkrankheiten, wobei er insbesondere auf die venöse Komponente anspricht, hier meist zusammen mit MP 5 und N 8. Wir verwenden ihn vorwiegend beim Roemheldschen Symptomenkomplex, bei der Behandlung des Asthma bronchiale, bei Angina pectoris, besonders der sogenannten angine pectorale fausse, sowie zur Regulierung der Blutgerinnung. BERGSMANN verwendet ihn auch unterstützend bei Lungen-Tbc und konnte dabei seine prompte Wirkung auf das Zwerchfell und damit eine bedeutende Erhöhung der Atemkapazität erstmalig röntgenologisch und spirometrisch festhalten. Bei diesem Punkt kann es manchmal zu einem Kollaps kommen, besonders wenn er bei labilen Menschen etwas tiefer gestochen wird. Zur Behebung dieses Zwischenfalles gibt man H 9 oder KS 9.

Lokalisation: Zwischen Th 7 und 8.

B 18
Chin. Name *Kann-Iu*. Er ist der Zustimmungspunkt der Leber und wird bei allen Leberstörungen, aber auch häufig bei Magenerkrankungen gegeben.
Lokalisation: Zwischen Th 9 und 10.

B 19
Chin. Name *Tann-Iu*. Zustimmungspunkt des Gallenblasen-Meridians. Wird bei allen Gallenerkrankungen zusätzlich gegeben. Als seltenere Indikation hat er noch das Milcherbrechen der Kinder.
Lokalisation: Zwischen Th 10 und 11.

B 20
Chin. Name *Pi-Iu*. Hier hat der Meridian Milz-Pankreas seinen Zustimmungspunkt. Er wird bei allgemeinen Verdauungsstörungen meist kombiniert mit B 18, 19 und 21 gegeben. Allein verwendet man ihn selten, meist nur zur Unterstützung bei der Behandlung von Anämien.
Lokalisation: Zwischen Th 11 und 12.

B 21
Chin. Name *Oe-Iu*. Zustimmungspunkt des Magens. Man nennt ihn auch gerne den „Meisterpunkt des Magens". Mit diesem Ausdruck will man besondere Fähigkeiten eines Punktes festhalten. Er ist also wirksam bei allen Magenerkrankungen, vom Ulkus bis zur Gastritis. Ferner hat er eine deutliche Wirkung bei Magenkrämpfen bis zum Pylorospasmus, auch bei Singultus wird oft auf ihn zurückgegriffen. Er wird sehr häufig verwendet, da ja Magenindikationen gute Aussichten in der Akupunktur haben.
Lokalisation: Zwischen Th 12 und Lumbale 1.

B 22
Chin. Name *Sann-Siao-Iu*. Er ist der Zustimmungspunkt des Meridians Dreifacher Erwärmer (3E). Er wird relativ selten verwendet, eigentlich nur unterstützend bei allen Erkrankungen des Atmungs-, Verdauungs- und Urogenitaltraktes.
Lokalisation: Zwischen L 1 und L 2.

B 23
Chin. Name *Chenn-Iu*. Zustimmungspunkt des Nieren-Meridians. Da in der chinesischen Schau die Nebenniere und Niere gemeinsam abgehandelt werden, finden wir als Hauptindikation Müdigkeit und Abgeschlagenheit, sowie eine starke Wirkung auf alles rheumatische Geschehen, hier meist kombiniert mit 3E 5. Gerne gibt man ihn auch bei Durchfällen, wo als Modalität Verschlimmerung durch Kälteeinwirkung auftritt. Wie schon erwähnt, ist die Niere das der Akupunktur am wenigsten zugängliche Organ und daher wird der Punkt für die Behandlung chronischer Nieren- und auch Blasenentzündungen relativ selten verwendet.
Lokalisation: Zwischen L 2 und 3.

B 25

Chin. Name *Ta-Tchrang-Iu*. B 25 ist der Zustimmungspunkt des Dickdarms. Er wird vornehmlich bei allen Obstipationen gestochen.

L o k a l i s a t i o n : Zwischen L 4 und 5.

B 27

Chin. Name *Siao-Tchrang-Iu*. Er ist der Zustimmungspunkt des Dünndarms. Er wird insbesondere bei Durchfällen gegeben, meist zusammen mit MP 4. Aber auch bei allen Darmkoliken wird man oft auf ihn zurückkommen. Nebenher wirkt er auch bei Zystitis ganz gut.

L o k a l i s a t i o n : Er liegt auf der Spina iliaca posterior superior.

B 28

Chin. Name *Prang-Koang-Iu*. Zustimmungspunkt des Blasen-Meridians. Er findet bei allen Erkrankungen des Harntraktes, vor allem aber als Hilfspunkt bei der Behandlung von Ischias und Lumbago Verwendung.

L o k a l i s a t i o n : Wir verlassen nun die bisherige Linie der Zustimmungspunkte und finden den Punkt 3 Querfinger lateral auf der Höhe der Unterkante des zweiten Sakralloches.

B 31

Chin. Name *Chang-Tsiao*. Ein ganz wichtiger Punkt. Wir nennen ihn auch den Meisterpunkt des Klimakteriums. Er hat bei Frauen, auch außerhalb der Menopause, eine starke, hormonelle Wirkung, besonders wenn er mit 3E 22 kombiniert ist und mit MP 6. Bei Damen um 50 sollte man diesen Punkt wenigstens einmal bei jedweder Behandlung mit Akupunktur geben. Nicht genug damit ist er auch einer der wichtigsten Punkte für die Therapie des Ischias und Lumbago, besonders dann, wenn ein Kältegefühl in den Extremitäten angegeben wird. Er ist einer der ganz wichtigen, meistgebrauchten Punkte in der Akupunktur, wieder ohne ein Hauptpunkt eines Meridians zu sein.

L o k a l i s a t i o n : Er liegt im ersten Sakralloch in dessen distalem, medialem Quadranten.

B 33

Chin. Name *Tchong-Tsiao*. Er wird, ebenso wie B 34, kombiniert mit B 31 insbesondere bei der sogenannten hohen Ischias angewendet.

L o k a l i s a t i o n : B 33 liegt im dritten Sakralloch an analoger Stelle wie B 31.

B 34

Chin. Name *Sia Tsiao* (bei BACHMANN und in der neuen chinesischen Literatur). Er liegt innen an der Glutealfalte, in Höhe der cornua sacralia. Er wirkt unterstützend bei manchem Ischias und bei „Bindegewebiger Schwäche".

Nun vollführt der Meridian die schon oben geschilderte Schleife nach oben, beziehungsweise beginnt nun die Numerierung seines zweiten Astes. Ab B 36 liegen nun alle Punkte vier Querfinger lateral der dorsalen Medianen.

B 39 (in vielen Büchern auch B 38 genannt)

Chin. Name *Kao-Roang*. Er ist ein wichtiger, allgemein tonisierender Punkt. Auch hier besteht manchmal Kollapsgefahr! Wir verwenden ihn bei Anämie, allgemeiner Schwäche, geschwächten Abwehrkräften, insbesondere in der Rekonvaleszenz, auch unterstützend bei Bronchitiden. Er wirkt aber auch sedativ, so besonders beim Singultus, sowie bei Spasmen und Neuralgien im oberen Thoraxbereich und den Schultern.

L o k a l i s a t i o n : Er ist ein wenig kompliziert aufzusuchen. Am leichtesten ist es, wenn man den Patienten mit geschlossenen Knien sitzen läßt, ihn einen Katzenbuckel formen läßt. Jetzt wird der Punkt am Schnitt der Skapula mit der Oberkante der vierten Rippe erst zugänglich, nachdem er bei normaler Haltung von der Skapula bedeckt war.

B 47

Chin Name *Tche-Che*. Es handelt sich hier um einen Punkt, der bei stark juckenden Dermatosen und allen chronischen Hautkrankheiten gern verwendet wird, nicht selten aber auch als unterstützender Punkt in der Rheumabehandlung.

L o k a l i s a t i o n : Er liegt 1 Querfinger oberhalb der Crista iliaca und 4 Querfinger lateral der dorsalen Medianen, am Schnittpunkt dieser beiden Linien. Er ist stets druckschmerzhaft.

B 50

Chin. Name *Tchreng-Fou*. Ein wichtiger Punkt für die Ischiastherapie.

L o k a l i s a t i o n : Er liegt in der Mitte der Gesäßfalte und ist identisch mit dem uns bekannten Valleixschem Druckpunkt.

B 54

Chin. Name *Oe-Tchong*. Ein sehr wichtiger Punkt, gehört auch zu den sogenannten Stoffwechselpunkten. Daher starke Wirkung bei allen Hautkrankheiten. Es wird empfohlen, diesen Punkt dabei etwas bluten zu lassen. Ferner ist es ein ganz wichtiger Punkt für die Therapie der Paresen der unteren Extremitäten. Er wird dann etwas tiefer gestochen. Bei allen diesen Indikationen wird er vornehmlich in Gold gegeben. In Silber verwendet man ihn zur Behandlung von Ischias und allem spastischen Geschehen der unteren Extremität, vor allem aber zur Behandlung der Gonarthrose. Auch diesen Punkt braucht man häufig, fast bei jedem Fall.

L o k a l i s a t i o n : Er liegt, bei gebeugtem Knie, etwa in sitzender Stellung, in der Mitte der Kniekehle. Steht der Patient oder ist das Bein durchgestreckt, liegt er etwa 1 Querfinger höher, aber immer in der Mittellinie.

B 58

Chin. Name *Fei-Iang*. Er ist der Lo- oder Durchgangspunkt des Meridians und stellt die Verbindung zum gekoppelten Nieren-Meridian her. Darüber hinaus ist er auch ein Stoffwechselpunkt und greift so in das gestörte Geschehen des Stoffwechsels allgemein ein. Eine seiner Hauptindikationen ist die Claudicatio intermittens, aber auch alles sonstige spastische oder algische Geschehen in der gesamten unteren Extremität. So wird er also in der Ischiastherapie eine ebensolche Rolle spielen wie bei der Behandlung der Paresen. Er sollte bei jeder Gonarthrose ebenso gestochen werden wie bei allen Behandlungen von Knöcheln oder Füßen. Es ist sehr wichtig, bei der Behandlung von auf einzelne Gelenke beschränkt gebliebenen algischen oder entzündlichen Erkrankungen, auch die nach proximal und distal anschließenden Gelenke öfters mitzubehandeln. Schließlich wollen wir nicht vergessen, daß wir uns dem Ende des Meridians nähern und daran denken, daß von dort aus oft bei schwierigen Fällen der Anfangsteil des Meridians (und vice versa!) beeinflußt werden kann und auch muß. So nehmen wir B 58 nicht selten (meist in Verbindung mit B 60, 64, 65 und 67) zur Therapie der Zephaleen zu Hilfe.

L o k a l i s a t i o n : Er liegt an der Außenseite der Wade über dem Musculus soleus in Höhe des Winkels, der gebildet wird vom Caput tibiale und Caput fibulare des Musculus gastrocnemius. Er ist leicht zu finden, jedenfalls leichter, als es nach der Beschreibung scheint, wenn man vom kranialen Teilungspunkt der Mm. gastrocnemii zwei Muskellagen nach lateral geht.

B 60

Chin. Name *Kroun-Loun*. Auch er ist ein sehr wichtiger Punkt. Er ist der sogenannte

Meisterpunkt aller Schmerzen, das heißt, wo immer im Körper Schmerzen auftreten, können sie von ihm aus grundsätzlich beeinflußt werden. Insbesondere wird auch er in der Ischiasbehandlung Verwendung finden, aber auch bei allen Muskelkrämpfen der unteren Extremität sowie der langen Rückenstreckmuskulatur. Ferner leistet er noch sehr gute Dienste bei der Behandlung von Knöchelödemen, wenn sie nicht kardial bedingt sind. So sieht man, insbesondere nach Gipsabnahme, ein verblüffend rasches Abschwellen dieser Partie.

L o k a l i s a t i o n : Er befindet sich an der oberen, lateralen Kante des Fersenbeines in der Mitte einer gedachten Linie zwischen Malleolus externus und Achillessehne.

B 62

Chin. Name *Chenn-Mo.* Hier haben wir wieder einen Kardinalpunkt vor Augen. Seine Hauptwirkung entfaltet er bei der Bekämpfung der Schlaflosigkeit, zusammen mit N 6. Aber auch sonst ist er bei nervösen Erregungserscheinungen indiziert, insbesondere bei solchen, die während der Regel Verschlimmerung als Modalität aufweisen. Ferner verwenden wir ihn bei spastischen und atonischen Paresen oder Beschwerden der unteren Extremitäten, auch bei der Knöchelschwellung natürlich, aber auch bei resistenten Kopfschmerzen kann man ihn versuchen.

L o k a l i s a t i o n : Er befindet sich 2 Querfinger unterhalb der distalen Spitze des Malleolus externus, dort wo der Farbunterschied der lokalen Gewebe beginnt. Leicht zu finden, wichtiger Punkt.

B 64

Chin. Name *Tsing-Kou.* Er ist der Quellpunkt des Meridians. So finden wir bei ihm eine Vielzahl von Indikationen sowohl nach *YANG* als auch nach *YIN* hin, also jeweils in Gold oder Silber zu stechen. Depressive Zustände mit Verweigerung der Nahrungsaufnahme sehen wir ebenso wie zersprengende Kopfschmerzen, Neuralgien und Kontraktionen der Beine, aber auch Zervikalsyndrom und Blepharitis, um die wichtigsten herauszuheben. Insbesondere bei Kopfschmerz wird er viel verwendet.

L o k a l i s a t i o n : Er liegt am äußeren Fußrand am proximalen Gelenksköpfchen des Metatarsale V.

B 65

Chin. Name *Chou-Kou.* Es ist der Sedativpunkt. Wir verwenden ihn besonders bei Wadenkrämpfen, Ischias und Ameisenlaufen in den Beinen. Oft erweist er sich (kombiniert mit einigen der Stoffwechselpunkte) bei der Behandlung der Akne sehr nützlich.

L o k a l i s a t i o n : Wieder liegt er am äußeren Fußrand, unmittelbar proximal des Grundgelenks der fünften Zehe.

B 67

Chin. Name *Tche-Inn.* Er ist der Tonisierungspunkt. Er wird vornehmlich bei psychischen Alterationen gegeben, aber auch bei Erschöpfung, Hypotonie und Zerschlagenheitsgefühl. Man kann von ihm aus Geburten erleichtern und beschleunigen, was häufig von Landärzten gemacht wird. Auch beim Stirnkopfschmerz und Konjunktivitis bewährt er sich.

L o k a l i s a t i o n : Ähnlich Dü 1 liegt auch er 2 mm proximal und lateral vom äußeren Nagelwinkel der kleinen Zehe. Der Stich dahin tut ziemlich weh.

So haben wir auch diesen langen Meridian besprochen und beginnen mit dem

MERIDIAN DER NIERE

Er bezieht seine Energie aus dem Meridian der Blase und gibt sie in den Meridian Kreislauf-Sexualität weiter. Es handelt sich um einen sogenannten *Yin*-Meridian. Abkür-

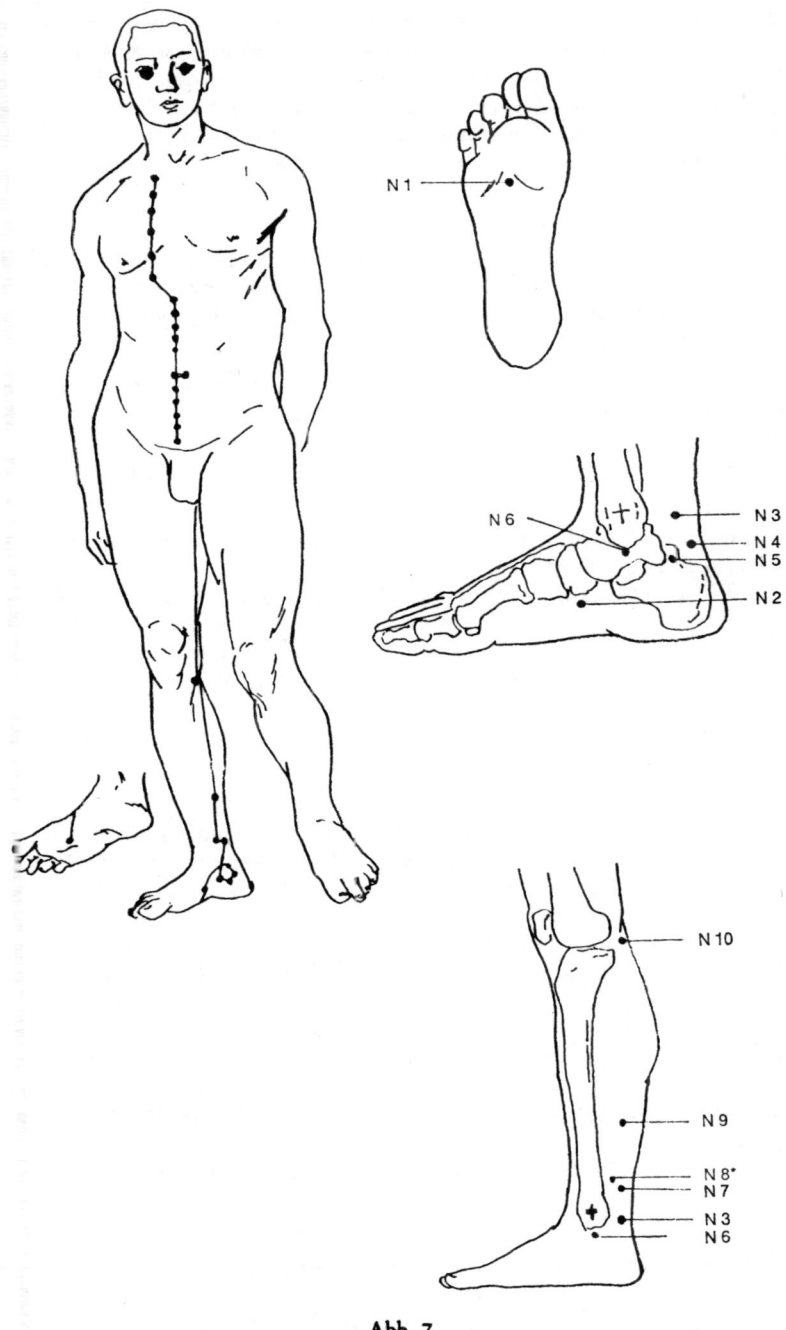

Abb. 7

* Kreuzungspunkt bzw. Annäherungspunkt einer Zone

zungen: deutsch N, englisch K, französisch R (rein). Seine Pulstaststelle befindet sich wie die der Blase auf der l i n k e n Hand proximal der Radiusapophyse in der Tiefe. Der Verlauf des Meridians beginnt an der Fußsohle, in der Mitte zwischen Groß- und Klein-zehenballen, wendet dann als *Yin*-Meridian auf die Innenseite des Fußes, zieht über Bein und Leiste als der Medianen nächstgelegener Meridian ventral am Rumpf nach oben und endet in seinem 27. Punkt an der Unterkante des Sternoklavikulargelenks. Sein Alarm-punkt ist der Punkt G 25 am freien Ende der 12. Rippe, sein Zustimmungspunkt ist B 23 (Abb. 7).

N 1

Chin. Name *Long-Tsiuann*. Er ist der erste Sedativpunkt (Sedativ- und Alarmpunkte können mehrfach vorkommen). Seine wichtigsten Indikationen sind Unfähigkeit oder Mangel an Schweiß, psychische Unentschlossenheit, Blähungsdyspepsien, Zystitiden, ge-legentlich auch unterstützend bei Asthma.

L o k a l i s a t i o n : Wie gesagt, liegt er auf der Fußsohle zwischen Groß- und Kleinzehenballen. Da der Stich in diesen Punkt sehr weh tut, zucken die Patienten leicht zurück, so daß man ihn am einfachsten beim auf einem Stuhl knienden Patien-ten sticht (wenn man ihn schon verwendet, was nicht allzu häufig geschieht!).

N 2

Chin. Name *Jenn-Kou*. Er ist der zweite Sedativpunkt. Trotzdem hat er teilweise ganz konträre Indikationen, so zum Beispiel übermäßiges Schwitzen, übermäßige Neigung zu Entscheidungen. Auch er wird bei Zystitis gegeben, aber auch bei Akne, da er ebenfalls ein Stoffwechselpunkt ist. Weiters verwenden wir ihn auch bei Knöchel-schwellungen, rheumatischen Beschwerden der unteren Extremitäten, besonders aber bei der Klage über brennend heiße Füße des Nachts, seltener bei Bronchitis und Pharyngitis.

L o k a l i s a t i o n : Er liegt an der Innenseite des Fußes, knapp unterhalb des Vor-sprungs des Os naviculare.

N 3

Chin. Name *Trae-Tsri*. Hier erweisen sich erstmals die chinesischen Namen als nütz-lich. BACHMANN hat in seinem Standardwerk „Die Akupunktur — eine Ordnungs-therapie" (Ulm 1959, Karl F. Haug Verlag) hier den Verlauf des Meridians etwas vereinfacht, auf jeden Fall aber verändert. So ist N 3 bei uns (und in allen sonstigen Büchern!) bei ihm identisch mit N 5. Ab N 7 gehen die Bezeichnungen wieder kon-form. Ich bitte also, bei diesen fünf Punkten auf die Differenz in den Büchern zu achten.

Auf jeden Fall ist dieser Punkt der Quellpunkt. Wir verwenden ihn hauptsächlich zusammen mit N 7 in Gold bei schwerer, allgemeiner Müdigkeit. In Silber sieht man von ihm aus nicht selten eine deutliche Umstimmungsreaktion, insbesondere in der Rheumatherapie. Seltener wird er als Zusatzpunkt bei Asthma bronchiale und Angina pectoris gegeben.

L o k a l i s a t i o n : Er liegt einen halben Querfinger unter und hinter dem inneren Knöchel.

N 4

Chin. Name *Ta-Tchong* (bei BACHMANN N 6). Es ist der Durchgangspunkt zum ge-koppelten Organ, der Blase. Er wird relativ selten verwendet, seine Hauptindikationen sind Angst und Traurigkeit, Zittern und Schwindel, seltener Kreislaufstörungen und Krämpfe im Unterbauch sowie in der Region des Ösophagus.

L o k a l i s a t i o n : Er liegt einen halben Querfinger hinter dem inneren Knöchel auf Höhe der Spitze des Malleolus.

N 6

Chin. Name *Tchao-Rae* (bei BACHMANN N 3). Er ist ein Kardinalpunkt und gleichzeitig auch ein Stoffwechselpunkt, daher sehr wichtig. Wir haben schon von ihm gehört, als wir sagten, er wirke gut bei Schlaflosigkeit in Gold, in Verbindung mit B 62 in Silber. Werden beide Punkte in Silber gegeben, haben sie eine allgemein schmerzstillende Wirkung, so wie B 60. N 6 ist aber auch ein Hauptpunkt für psychische Tonisierung, insbesondere wenn als Modalität Verschlimmerung in Zusammenhang mit den Regeln vorliegt. Weiters erleichtert auch er die normale Geburt und wird oft auch bei Migräne, besonders bei Frauen, mitgegeben. Seine gute, regulierende Wirkung auf das gesamte hormonelle Geschehen (also auch bei Regelstörungen usw.) dürfte dafür maßgebend sein.

L o k a l i s a t i o n : Er liegt einen Querfinger unterhalb des Malleolus internus.

N 7

Chin. Name *Fou-Leou*. Er ist der Tonisierungspunkt. Er wird vornehmlich verwendet bei Paresen und Schwächen der unteren Extremitäten, Hypotonie, psychischen Asthenien aller Art, aber auch bei abundanten, heißen Schweißen, seltener bei Adnexitiden.

L o k a l i s a t i o n : Er liegt 3 Querfinger oberhalb des Malleolus internus, etwa einen halben Querfinger hinter dem medialen Tibiarand.

N 8

Chin. Name *Sann-Inn-Tsiao*, die „Kreuzung der drei *YIN*-Meridiane der unteren Extremität". Er ist gleichzeitig der Punkt Le 5 und MP 6. Bei BACHMANN wird er nur als MP 6 angeführt, sein Punkt N 8 entspricht nicht dem hier besprochenen.

Es ist bekannt, daß der Punkt besser als MP 6 bezeichnet werden sollte. Es handelt sich auch um keine echte Kreuzung, sondern um die Annäherung der 3 Meridiane auf engstem Raum. Da es sich jedoch um einen äußerst wichtigen Punkt (sowohl für die Akupunktur-Analgesie als auch die Akupunktur-Therapie) handelt, glaube ich, ihn schon jetzt, wenn auch unter vielleicht nicht perfektem Namen, vorstellen zu müssen. Da MP der letzte zu besprechende Meridian ist, dieser Punkt aber für viele schon vorher erwähnte Kombinationen Bedeutung hat, ist die Veränderung aus didaktischen Gründen durchaus vertretbar.

N 8 ist ein ganz wichtiger Punkt in der Akupunktur. Als Kreuzungspunkt hat er ganz verschiedene Indikationen. Er heißt auch mit einem anderen Beinamen der „Herr des Blutes". Tatsächlich bewirkt er eine Regulierung der Durchblutung der gesamten unteren Extremität bis weit ins kleine Becken hinein, so daß er auch bei allen Regelstörungen (also sowohl Hyper- als auch Hypofunktion) ebenso nützlich wirkt, wie bei Hyper- und Hypotonie. Weiters wirkt er auch bei Diarrhoe und Verstopfung, bei Spasmen und Schmerzen im Bereiche des gesamten Beines und der Hüfte. Auch bei psychischen Alterationen nützen wir seine (hier wahrscheinlich vornehmlich hormonelle) Wirkung aus. Lassen Sie sich nicht von der Breite und Gegensätzlichkeit seiner Indikationen erschrecken. Sie wissen nun ja, daß die Akupunktur in erster Linie eine regulative Therapie ist und daher immer ausgleichend und normalisierend wirkt. Gerade das unterscheidet sie ja von unserer normalen Medizin, die immer möglichst direkt auf eine Erkrankung losgeht und die Eigenregulation des Organismus nur sehr selten bewußt anspricht.

L o k a l i s a t i o n : Er liegt 4 Querfinger oberhalb der Spitze des inneren Knöchels am medialen Rand der Tibia und ist immer deutlich sensibel.

N 11

Chin. Name *Rong-Kou*. Es handelt sich dabei um den zweiten Alarmpunkt des Meridians Kreislauf-Sexualität. Der Punkt hat auch in erster Linie Indikationen wie Impotenz und Frigidität, sexuelle Erregungs- und Mangelzustände, ebenso wie die nächsten Punkte des Nieren-Meridians.

L o k a l i s a t i o n : Er liegt am oberen Schambeinrand, zwei Querfinger lateral der Symphyse, wird von kranial her gestochen.

N 13

Chin. Name (hier gibt es zwei): rechts heißt der Punkt *Tse-Rou*, links hingegen *Tsri-Tsiue*. Er liegt 3 Querfinger, manchmal etwas höher, bis 4 Querfinger, über dem oberen Schambeinrand. 2¹/₂ Querfinger lateral der ventralen Medianen. Er hilft bei Meno- und Metrorrhagie, sowie bei Obstipation und allgemeiner Schwäche.

N 14

Chin. Name *Se-Menn*. Gleiche Indikationen wie 13 und 15, liegt auch topographisch zwischen beiden. Alle drei Punkte sind vor allem bei Verwendung des außerordentlichen Gefäßes *TCHRONG-MO* interessant, als Anfänger braucht man sie selten.

N 15

Chin. Name *Tchong-Tchou*. Indikationen siehe oben. Er liegt etwa am Schnittpunkt einer Linie zweieinhalb Querfinger lateral der Medianen ventral, etwa ein Querfinger unterhalb des Nabels.

N 21

Chin. Name *Iou-Menn*. Er entfaltet seine Hauptwirkung bei der Behandlung der Hyperemesis gravidarum und (zusammen mit B 39) beim Singultus.

L o k a l i s a t i o n : Er liegt an der Spitze des Winkels zwischen VI. und VII. Rippenknorpel in Höhe des VI. Interkostalraumes.

Alle weiteren Punkte des Nierenmeridians liegen, jeweils um einen ICR — (mit Ausnahme des III.) — nach oben verschoben in gleicher Lokalisation und haben eine geringe Bedeutung als Hilfspunkte der Therapie des Asthma bronchiale.

N 27

Chin. Name *Iu-Fou*. Er ist einer der wichtigsten Punkte der Asthmabehandlung. Als Modalität hat er noch Verschlimmerung durch Kälte und Feuchtigkeit. Dieser Punkt hat aber noch eine Besonderheit. Während sonst grundsätzlich alle Meridianpunkte beidseitig gegeben werden, kann dieser Punkt gelegentlich bei Psychasthenien und ähnlichen Zuständen nur links gegeben werden.

L o k a l i s a t i o n : Er liegt am Sternalrand, am unteren Teil des Sternoklavikulargelenks.

Damit haben wir den Nieren-Meridian abgeschlossen und gleichzeitig damit auch den sogenannten ersten Umlauf der Energie. Das heißt, daß die Energie zentrifugal von der lateralen Thoraxseite an die Finger lief (im Herz-Meridian), von dort zentripetal im Dünndarm-Meridian an den Kopf geführt wurde, sodann zentrifugal über den Rumpf zu den Zehen gelangte, im Verlauf des Blasen-Meridians, und schließlich von da an den Thorax zentripetal zurückkehrte über den soeben beendeten Nieren-Meridian.

Dieser Umlauf wiederholt sich nun noch zweimal, beginnend mit dem

MERIDIAN KREISLAUF-SEXUALITÄT

Er bezieht seine Energie aus dem Meridian der Niere und gibt sie in den Meridian Dreifacher Erwärmer weiter. Es handelt sich um einen *YIN*-Meridian. Wir kürzen ihn ab mit KS, es findet sich, auch in deutschen Werken, noch die Bezeichnung „Meister des Herzens". Französisch heißt er Maitre du coeur MdC, oder Enveloppe du coeur

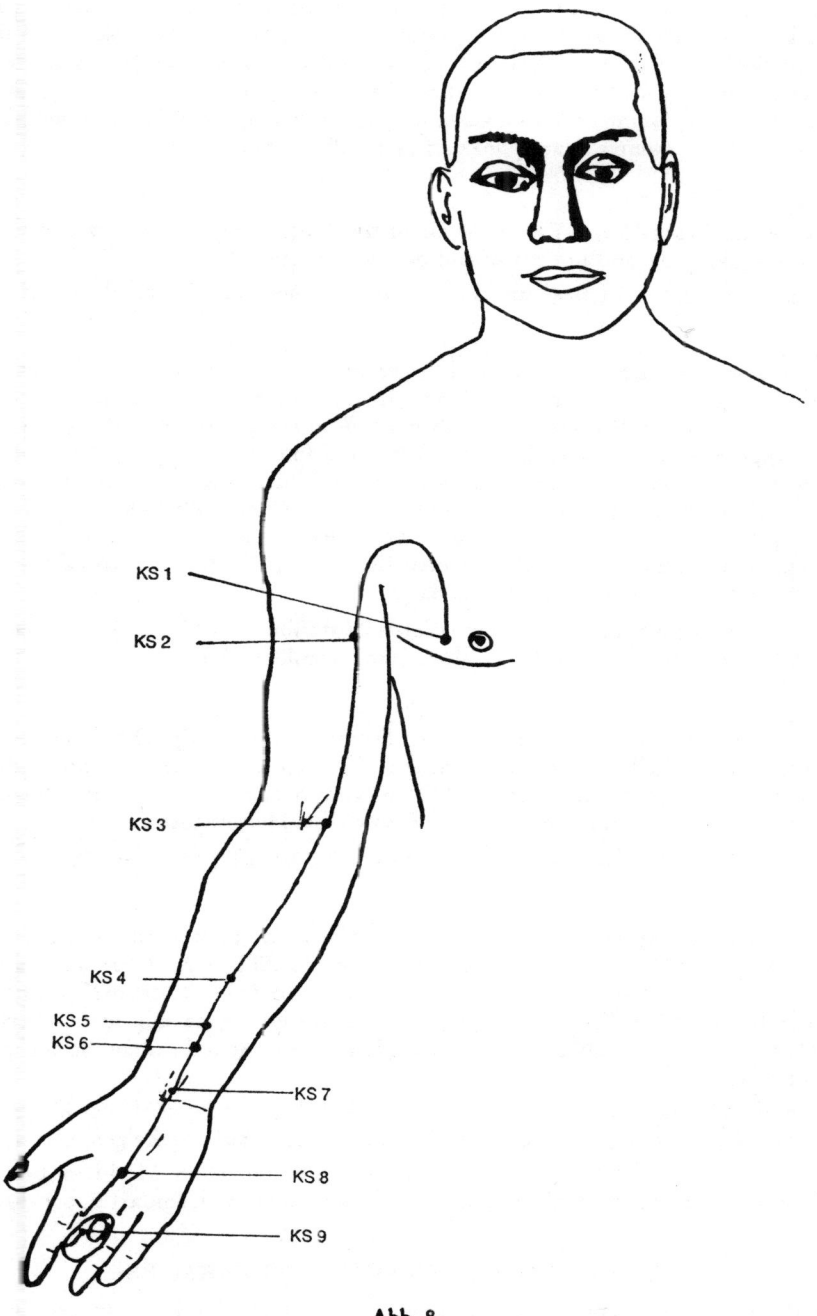

Abb. 8

et sexualité ECS, englische Abkürzung P = pericardium. Seine Pulstaststelle befindet sich am rechten Handgelenk proximal der Radiusapophyse in der Tiefe. Der Verlauf des Meridians beginnt im IV. ICR, einen Querfinger lateral der Mamille, zieht von dort an der Innenseite von Ober- und Unterarm zur Mitte der volaren Handgelenksfurche herab und endet, ähnlich wie der Herz-Meridian, mit einer terminalen Drehung nach dorsal 2 mm medial und proximal vom Nagelwinkel des Mittelfingers. Sein Zustimmungspunkt liegt auf B 14, sein zweiter Alarmpunkt ist N 11, der erste (Abb. 8)

KS 1

Chin. Name *Tienn-Tchre*. Er ist — als erster Alarmpunkt — wirksam bei Angina pectoris, Herzklopfen und unterstützend bei Hyper- und Hypotonie.

Lokalisation: Er liegt im IV. ICR, einen Querfinger lateral der Mamille.

KS 6

Chin. Name *Nei-Koann*. Ein sehr wichtiger Punkt, er ist gleichzeitig Kardinalpunkt und Durchgangs- oder Lo-Punkt des Meridians zu seinem gekoppelten, dem des Dreifachen Erwärmers. Er hat seine Hauptbedeutung als regulierender Punkt des Kreislaufs im allgemeinen, so auch des Blutdruckes, und findet dadurch oft Anwendung bei der Behandlung aller Zephaleen, insbesondere auch der Migräne. Dies nicht zuletzt deshalb, weil er auch eine breite hormonelle und sexuelle Wirkung aufweist. Auch bei allen Psychasthenien wird man sich gerne seiner bedienen. Zudem wirkt er, tiefer gestochen, sehr nachhaltig auf alle Paresen der oberen Extremität. In China war er der Hauptpunkt zur Behandlung der Malaria.

Lokalisation: Er liegt in der volaren Mittellinie des Unterarms, 3 Querfinger oberhalb (proximal) der Mitte der größten Handgelenksfurche.

KS 7

Chin. Name *Ta-Ling*. Er ist zugleich der Sedativ- und Quellpunkt. Kreislaufmäßig, hormonell und sexuell hat er sehr ähnliche Wirkungen wie KS 6, kann auch alternierend mit jenem verwendet werden. Hinzu kommt aber noch eine Hauptbedeutung bei Interkostalneuralgie und Schreibkrampf, sowie bei Herpes zoster.

Lokalisation: Er liegt in der Mitte der volaren, größten Handgelenksfurche.

KS 9

Chin. Name *Tchong-Tchrong*. Hier haben wir den Tonisierungspunkt vor uns. Seine Hauptbedeutung haben wir schon gehört, er hebt allfällige Kollapse auf, nicht nur während der Behandlung. So wirkt er auch bei Hypotonie, Blutandrang zum Kopf, aber auch bei sexueller Dysfunktion und Regelstörungen ganz allgemein. Auch lokal erweist er sich beim Taubheitsgefühl der Hände und neuralgischen Schmerzen der Arme als nützlich.

Lokalisation: 2 mm medial und proximal des Nagelwinkels des Mittelfingers, nach terminaler Drehung (wie der Herz-Meridian) dorsal auf der Zeigefingerseite.

Damit haben wir diesen, aus zwei Funktionen bestehenden Meridian besprochen und kommen nun zu dem Meridian, der uns am meisten fremdartig berührt, dem

MERIDIAN DES DREIFACHEN ERWÄRMERS

Es handelt sich hier um einen funktionellen Meridian, der kein eigenes Organ im Hintergrund hat, sondern lediglich die Funktionen des Atmungs-, Verdauungs- und Urogenitaltraktes in ihrer Gesamtheit. Er wiederholt also funktionell alle Leistungen dieser drei Gruppen und beinhaltet auch deren Störungen in seiner Indikationsliste. Er

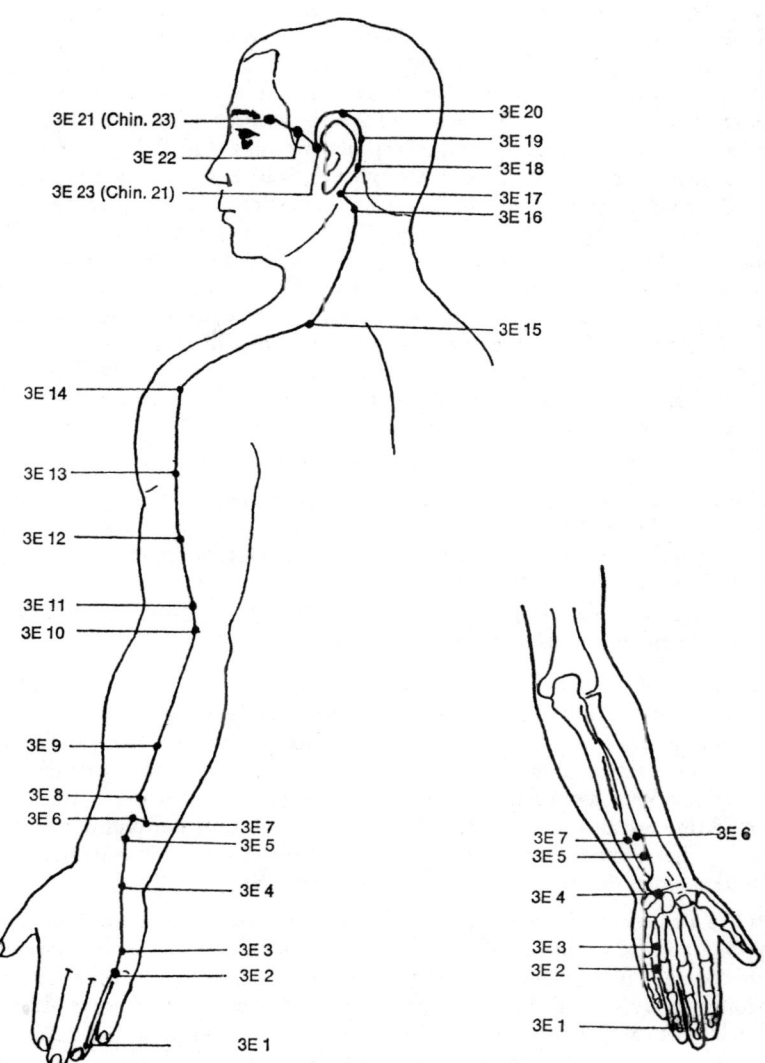

Abb. 9

bezieht seine Energie vom Meridian Kreislauf-Sexualität und gibt sie in den Meridian der Gallenblase weiter. Er ist ein *YANG*-Meridian. Seine Pulstaststelle befindet sich, wie die seines gekoppelten Organs KS, an der rechten Hand proximal der Radiusapophyse, hier jedoch oberflächlich. Wir kürzen ihn mit 3E ab, die Franzosen mit TrR (triple réchauffeur), englisch TrW oder TrH (triple warmer oder triple heater). Sein Zustimmungspunkt liegt auf B 22, sein Hauptalarmpunkt auf KG 5 (auf der ventralen Medianen 3 Querfinger oberhalb der Symphyse), sein sexueller Alarmpunkt liegt auf KG 7 (1 Querfinger unter dem Nabel), sein digestiver (zugleich der des Magens) auf KG 12 (gut 2 Querfinger unter dem Xyphoid) und sein respiratorischer auf KG 17 (in der Sternummitte in Höhe des IV. ICR). Der Meridian beginnt 2 mm lateral und proximal vom Nagelwinkel des Ringfingers, zieht dorsal über Handrücken und Unterarm zum Ellenbogen, erreicht dann, dorsolateral verlaufend, über den Oberarm die Schultermitte, zieht über die laterale Halspartie zur ventralen Seite des Warzenfortsatzes, umkreist das Ohr und endet im Grübchen zwischen Tragus und Ohrmuschelansatz. Die ersten beiden Punkte sind weniger wichtig, aber (Abb. 9). In der neuen chinesischen Literatur verläuft der Endabschnitt etwas anders, siehe Punkte 21—23.

3E 3

Chin. Name *Tchong-Tchou*. Er ist der Tonisierungspunkt. Seine Bedeutung liegt in der Behandlung kongestiver Kopfschmerzen, Arthritiden der Finger und der Handgelenke, bei psychischen und sexuellen Störungen, weiters ist er insbesondere in der Lage, in der Rekonvaleszenz nachhaltig zu helfen.

L o k a l i s a t i o n : Er liegt auf dem Handrücken, in dem Winkel, der proximal von den Metakarpalia IV. und V. gebildet wird.

3E 4

Chin. Name *Iang-Tchre*. Er ist der Quellpunkt des Meridians. Neben sexuellen und genitalen Indikationen ist er vor allem als Meisterpunkt des vasomotorischen Kopfschmerzes wichtig. Hier kann man oft schon durch einfache Massage mit dem Fingernagel sofortiges Verschwinden solcher Kopfschmerzen beobachten und daraus prognostisch wichtige Schlüsse ziehen. Zweitens wirkt er — zum Beispiel nach Gipsabnahme — nachhaltig bei Schwäche der Hand nach Frakturen oder Lähmungen. Durch diese beiden Indikationen erscheint der Punkt also sehr wichtig.

L o k a l i s a t i o n : Er liegt auch auf dem Handrücken, über dem Gelenksspalt zwischen Os hamatum und Metakarpale IV. Man findet ihn am leichtesten auf folgende Weise: mit dem Fingernagel des gebeugten Zeigefingers fährt man unter leichtem Druck proximalwärts über das Metakarpale IV dorsal, solange, bis man deutlich in den Gelenksspalt mit dem Nagel hineinfällt. Dort spürt man nun die Sehne, an deren medialer Seite unser Punkt liegt. Er ist bei Palpation mit dem Nagel überaus schmerzhaft und nicht zu verfehlen.

3E 5

Chin. Name *Oae-Koann*. Sehr wichtiger Punkt! Er ist Kardinalpunkt und Lo- oder Durchgangs-Punkt zum gekoppelten Organ Kreislauf-Sexualität. Er ist unser Hauptpunkt zur generellen Rheumabehandlung. Das heißt, er darf bei keiner Rheumabehandlung fehlen. Darüber hinaus ist er aber auch wirksam bei allen Paresen der oberen Extremität und allen Kopfschmerzen, insbesondere solchen, die Verschlimmerung bei Wetterwechsel aufweisen. Zusammen mit Di 4 wird er auch sehr erfolgreich bei allen hitzenden Ekzemen angewandt. Sie sehen also — wie bei fast allen Kardinalpunkten — eine sehr breite Anwendungsmöglichkeit.

L o k a l i s a t i o n : Am leichtesten findet man ihn folgendermaßen: man legt den Arm des Patienten mit ausgestreckten Fingern auf die kontralaterale Schulter, nimmt dann die Hälfte der Strecke Fingerspitzen-Olecranon und findet ihn knapp 3 Querfinger oberhalb des capitulum ulnae am radialen Ulnarand.

3E 10

Chin. Name *Tienn-Tsing*. Er ist der Sedativpunkt. Wir verwenden ihn vornehmlich zur Behandlung von Muskelspasmen, eventuell auch Tortikollis, blutig tingierter Ekzeme, psychischen Erkrankungen aus Sorge, sowie unterstützend bei der Presbyakusis mit Tinnitus. Selten auch bei Kopfschmerz.

L o k a l i s a t i o n : Er liegt in der Fossa olecrani, am proximalen Rand des Olecranons selbst.

3E 15

Chin. Name *Tienn-Tsiao*. Er ist der Meisterpunkt der Arme und wurde von DE LA FUYE auch als „hygrometrischer Punkt" bezeichnet. Damit sind die Hauptindikationen schon gegeben. Rheuma und Neuralgien der oberen Extremitäten und Schulter- und Nackenpartien, sowie Tortikollis. Für die Modalität „Verschlechterung durch Nässe, Wind und Kälte" wird er meist in Gold gegeben, ebenso bei Paresen der Arme. Also wieder ein ganz wichtiger Punkt, auf diesem Meridian, für die tägliche Praxis.

L o k a l i s a t i o n : Normalerweise liegt er am oberen Trapeziusrand in der Schultermitte, kann aber nicht selten 1—2 Querfinger tiefer und etwas lateral davon gelegen sein. Er ist aber, insbesonders bei Wetterfühligen, derart druckschmerzhaft, daß seine jeweilige Fixierung keine Schwierigkeiten verursacht.

3E 16

haben wir als Kreuzungspunkt mit G 21 und Dü 15 bei letzterem schon abgehandelt.

3E 17

Chin. Name *I-Fong*. Wichtig bei Behandlung der Rhinitis und der Sinusitis, sowie oft bei Tinnitus. Erleichtert sofort die Nasenatmung.

L o k a l i s a t i o n : Am vorderen Rand des Mastoids, hinter dem Ohrläppchen.

3E 22

Chin. Name *Ro-Tsiao*, Kreuzungspunkt mit dem Meridian der Gallenblase, trägt dort die Nr. 3 und wird meist unter dieser verwendet. Er wirkt durchblutungsregulierend auf den Schädel, wird also besonders bei Kopfschmerzen gegeben, hier wieder bei der Migräne, da er noch eine starke Wirkung auf das weibliche Genitale und die hormonellen Faktoren aufweist. So kann man von ihm aus die Regel unterdrücken (was man jungen Frauen immer vor einer Behandlung sagen sollte!) und sollte ihn daher während der drei ersten Regeltage nicht stechen. Es besteht auch hier Kollapsgefahr. Weiters verwenden wir ihn noch bei Rhinitis. Er ist ein ganz wichtiger Punkt.

L o k a l i s a t i o n : Er liegt einen halben Querfinger oberhalb der Mitte des Jochbeines.

3E 23

Chin. Name *El-Menn,* das „Tor des Ohres". Hier sagt uns der chinesische Name einmal wirklich etwas über die Wirkung des Punktes. Er ist der Meisterpunkt für alles Geschehen im Ohr, wie insbesondere Tinnitus, manche Schwerhörigkeit, Otitiden und Entzündungen des äußeren Gehörganges. Dazu kommt noch seine Wichtigkeit bei der Behandlung der Fazialisparesen, Trigeminusneuralgien, eventuell auch Tics und Trismen. Wichtiger Punkt!

3 E 23 wird in der neuen chinesischen Literatur als 3 E 21 bezeichnet, dort liegt 3 E 23 knapp dorsal von G 1.

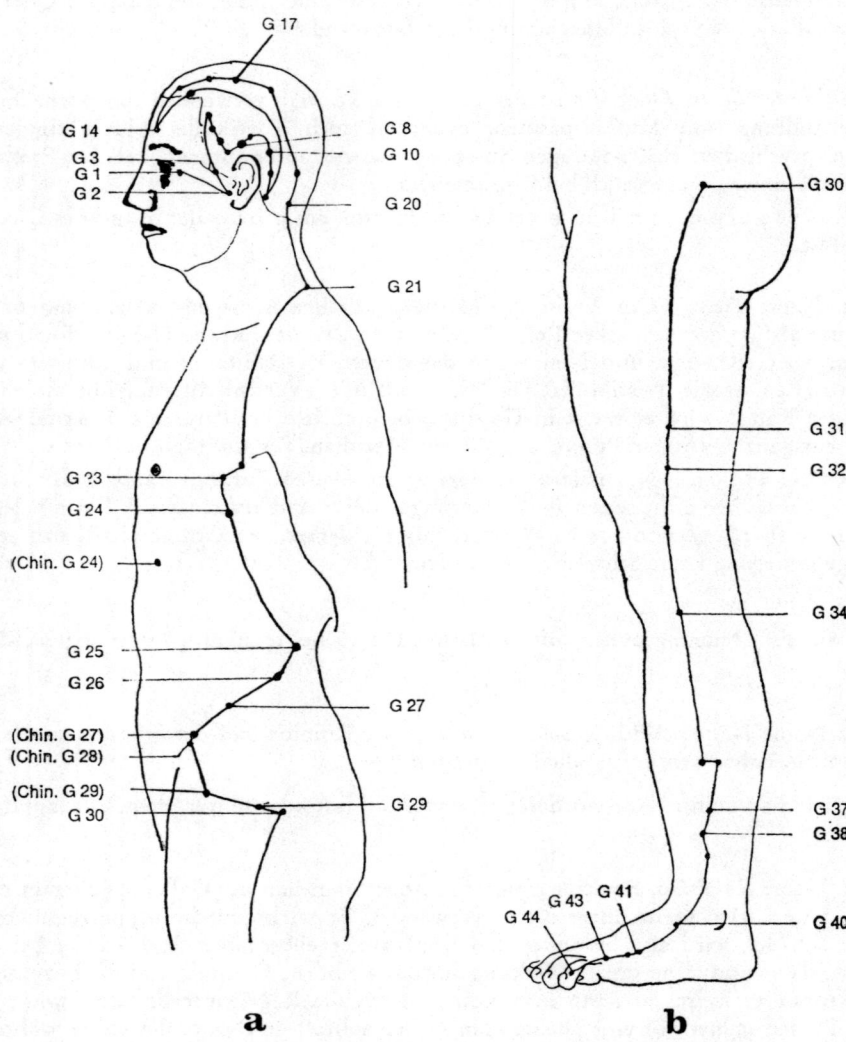

a   b

Abb. 10

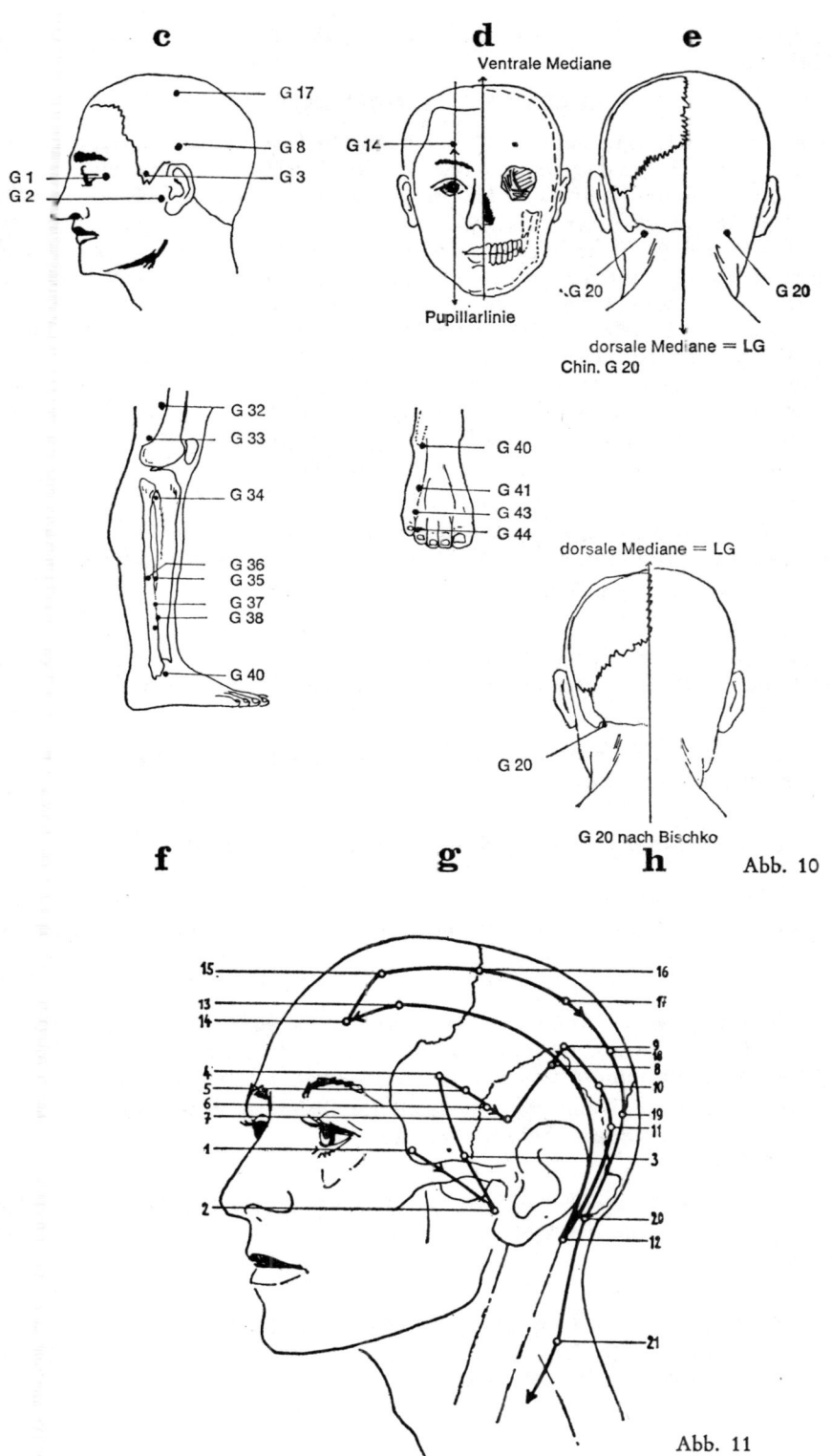

c

G 17
G 8
G 3
G 1
G 2

d

Ventrale Mediane
G 14
Pupillarlinie

e

.G 20
G 20

dorsale Mediane = LG
Chin. G 20

G 32
G 33
G 34
G 36
G 35
G 37
G 38
G 40

G 40
G 41
G 43
G 44

dorsale Mediane = LG

G 20

G 20 nach Bischko

f   g   h   Abb. 10

15   16
13   17
14
4   9
5   8
6   10
7
1   19
        11
2   3
        20
        12

        21

Abb. 11

Lokalisation : Er liegt in dem Grübchen zwischen Tragus und oberem Ohrmuschelansatz.

MERIDIAN DER GALLENBLASE

Er bezieht seine Energie aus dem Meridian des Dreifachen Erwärmers und gibt sie in die Leber weiter. Es handelt sich um einen *YANG*-Meridian. Abkürzung: deutsch und englisch G, französisch Vb (vesicule biliaire). Seine Pulstaststelle befindet sich am linken Handgelenk direkt über der Radiusapophyse, oberflächlich. Sein Zustimmungspunkt liegt auf B 19. Der Meridian beginnt im Winkel Orbitalrand-Jochbein, zieht in mehreren, bizarren Kurven viermal an der lateralen Schädelseite hin und her, erreicht dann die dorsale Partie des Mastoids, zieht über die laterale Halspartie in die vordere Axillarlinie, sodann geht sein Verlauf immer mehr in die laterale Rumpflinie über, bis zum Scheitelpunkt des Darmbeinkammes, den er nach ventral verfolgt, dann zum Trochanter majus femoris springt, weiterzieht, in streng lateraler Position, zum Fibulaköpfchen, von wo er entlang des Vorderrandes der Fibula das dorsum pedis erreicht und 2 mm proximal und lateral des Nagelwinkels der vierten Zehe endigt. Es liegen sehr wichtige Punkte auf ihm. Beginnen wir mit (Abb. 10 u. 11 S. 100/101)

G 1

Chin. Name *Trong-Tse*. Bei Migräne und Sinusitis gemeinsam mit G 2. Als wichtiger Punkt aller Augenkrankheiten wird er besonders bei Konjunktivitis verwendet.

Lokalisation : Im Winkel Orbitalbogen und Jochbein.

G 2

Chin. Name *Ting-Roe*. Er ist der wichtigere der beiden Punkte, wird vornehmlich bei ophthalmischer Migräne gegeben und ist einer der Standardpunkte der Tinnitustherapie.

Lokalisation : Er sitzt knapp vor dem unteren Ansatz der Ohrmuschel, in Höhe der Incisura intertragica.

G 3

Chin. Name *Kro-Tchou-Jenn*, wurde schon als 3E 22 abgehandelt.

G 8

Chin. Name *Nao Krong*. Er liegt etwa einen Querfinger oberhalb der Ohrmuschelkuppe und 2 Querfinger dorsal dieser Linie. Indikationen wie G 17, es kommt noch Sinusitis dazu, seltener Torticollis.

G 14

Chin. Name *Yang-Pae*. Testpunkt für Gallenerkrankungen, ist dann besonders empfindlich. Koliken können von ihm aus oft behoben werden. Weiters wirkt er bei Stirnkopfschmerzen, Trigeminusneuralgien des ersten Astes, Tic und Konjunktivitis.

Lokalisation : Wenn man durch die Pupillenmitte eine Gerade errichtet, so liegt der Punkt 2 Querfinger über den Augenbrauen.

G 17

Chin. Name *Tcheng-Ing*. Er liegt, von der Medianen etwa 3 Querfinger entfernt oberhalb der höchsten Stelle der Ohrmuschel. Er wird bei Kopfschmerzen und Tinnitus gegeben.

G 19

Chin. Name *Choae-Kou*. Zusatzpunkt zur Behandlung des Tinnitus.

Lokalisation : Er liegt in dem Knochengrübchen etwa 3 Querfinger oberhalb des höchsten Punktes der Ohrmuschel.

G 20

Chin. Name *Fong-Tchre*. Ein sehr wichtiger Punkt. Einer der Hauptpunkte der Migräne- und Kopfschmerzbehandlung, ferner stark wirksam bei Ménière, Sinusitis und Epistaxis. Er hat (wie der benachbarte B 10 auf den Vagus wirksam war) eine deutliche, allgemeine Wirkung auf den Sympathikus. Hier sehen wir wieder einmal den krassen Gegensatz der komplexen Akupunktur zu unserer überspezialisierten Medizin. Denn es kommt sehr häufig, um nicht zu sagen regelmäßig vor, daß B 10 und G 20 zugleich und im gleichen Metall gegeben werden. Damit soll die vegetative Regulation in Gang gebracht werden, was auch fast immer gelingt.

L o k a l i s a t i o n : Er liegt am unteren Okzipitalrand, knapp hinter dem Mastoid.

G 21

Ist Kreuzungspunkt 3E 16 und Dü 15, wurde dort besprochen.

G 23

Chin. Name *Tchre-Tsienn*. Es ist der Hauptalarmpunkt der Gallenblase. Wird verwendet bei allen Cholezystopathien und Gallenkoliken.

L o k a l i s a t i o n : Er liegt im V. ICR, in der vorderen Axillarlinie.

G 24

Chin. Name *Je-Iue*. Er ist der zweite Alarmpunkt der Gallenblase. Wird vornehmlich verwendet in Verbindung mit Le 6 bei allen Lebererkrankungen, allein hat er ähnliche Indikationen wie G 23, wozu noch Flatulenz und selten Migräne kommen. Für die Indikation „Schläfrigkeit am Tage" ist noch die Tatsache maßgeblich, daß er ein Kreuzungspunkt mit dem Meridian Milz-Pankreas ist und dort die Nummer 21 trägt.

L o k a l i s a t i o n : Er liegt im VI. ICR, in der vorderen Axillarlinie.

G 25

Chin. Name *Tsing-Menn*. Er ist der Alarmpunkt der Niere. Er wird bei Nieren- und Gallenkoliken unterstützend gegeben.

L o k a l i s a t i o n : Auf dem freien Ende der 12. Rippe.

G 26

Tae-Mo ist sein chinesischer Name. Er trägt denselben Namen wie ein „Wundermeridian" und er bildet auch einen Punkt desselben, ist aber kein Kardinalpunkt. Er hat große Bedeutung in der Behandlung von Lumbago und hohem Ischias, aber ebenso bei allen weiblichen Genital- und Hormonstörungen, ebenso wie oder gemeinsam mit G 27 und 28.

L o k a l i s a t i o n : Er liegt auf dem höchsten Punkt des Darmbeinkammes.

G 27

Chin. Name *Ou-Tchrou*, gleiche Indikationen.

L o k a l i s a t i o n : Auf dem Darmbeinkamm zwischen G 26 und 28.

G 28

Chin. Name *Oe-Tao*. Ebenfalls gleiche Indikationen.

L o k a l i s a t i o n : Er liegt auf der Spina iliaca anterior superior.

G 30

Chin. Name *Roann-Tiao*. Ein sehr wichtiger Punkt für die Therapie des Ischias, sowie Koxarthritis und Gonarthritis. Bei Paresen wird er tief gestochen. Er hat auch eine Wirkung bei Hautausschlägen. Wenn er spontan schmerzhaft ist, weist das auf Knochenerkrankungen hin, wie bei B 11.

Lokalisation: Er befindet sich am vorspringendsten Punkt des Trochanter majus femoris, beim stehenden Patienten ist er etwas weiter dorsal zu suchen, ebenso bei ganz gestrecktem Bein.

G 32

Chin. Name *Sia-Tou.* Er ist ein Hilfspunkt bei Ischiastherapie.

Lokalisation: In der Hälfte der Verbindungslinie G 30 zu Gb 34.

G 34

Chin. Name *Iang-Ling-Tsiuann.* Ganz wichtiger Punkt. Er wird der „Meisterpunkt der Muskulatur" genannt. Also finden wir ihn bei allen Paresen aller Muskeln, ebenso wie bei Algien und Spasmen, äußerst wertvoll. Er hat weiters eine milde Wirkung auf die Durchblutung der unteren Extremität und kann auch bei atonischer Obstipation verwendet werden.

Lokalisation: Er liegt in dem Grübchen vor und unter dem Fibulaköpfchen.

G 37

Chin. Name *Koang-Ming.* Es ist der Durchgangspunkt des Meridians zu seinem gekoppelten Organ, der Leber. Er wird hauptsächlich bei Gallenkoliken und allen Cholezystopathien verwendet, aber auch bei Neuralgien und Parästhesien der unteren Extremitäten, meist gemeinsam mit dem unmittelbar benachbarten G 38.

Lokalisation: Er liegt, etwas kompliziert, an der Außenseite des Unterschenkels 3 Querfinger unterhalb der Hälfte der Strecke oberer Tibiarand — Malleolus externus.

G 38

Chin. Name *Iang-Fou.* Es ist der Sedativpunkt. Er hat die gleichen Indikationen wie G 37, dazu kommen noch herumziehende Schmerzen im ganzen Körper.

Lokalisation: 5 Querfinger oberhalb der Spitze des äußeren Knöchels, am Vorderrand der Fibula, knapp unter G 37.

G 40

Chin. Name *Tsiou-Siu.* Es ist der Quellpunkt. Er ist wirksam bei allen Spasmen, abdominell und in den Extremitäten, sowie bei allgemeiner Schwäche und Müdigkeit.

Lokalisation: Er ist schwierig zu finden über dem Kalcaneo-Kuboid-Gelenk.

G 41

Chin. Name *Lin-Tsri.* Er ist ein Kardinalpunkt und hat eine große Wirkung bei allen Gelenkserkrankungen, insbesondere der großen Gelenke.

Lokalisation: Er liegt im Winkel, geformt von Metatarsale 4 und 5, dorsal.

G 43

Chin. Name *Sie-Tsri.* Es ist der Tonisierungspunkt. Er wird in erster Linie gegeben bei atonischen Obstipationen, Völlegefühl, seltener bei Paresen der Beine, gelegentlich bei Entzündungen in Auge und Kiefer, sowie bei Mastitis.

Lokalisation: Er liegt an der lateralen Seite des Grundgelenks der vierten Zehe über dem Gelenksspalt.

MERIDIAN DER LEBER

Er bezieht seine Energie aus dem Meridian der Gallenblase und gibt sie an die Lunge weiter. Es handelt sich um einen *YIN*-Meridian. Abkürzung: deutsch Le, englisch Li, französisch F (foie). Sein Zustimmungspunkt ist B 18. Seine Pulstaststelle ist wiederum am linken Handgelenk direkt auf der Radiusapophyse, diesmal jedoch in der Tiefe. Der Meridian beginnt 2 mm lateral und proximal vom Nagelwinkel der Großzehe, zieht dann

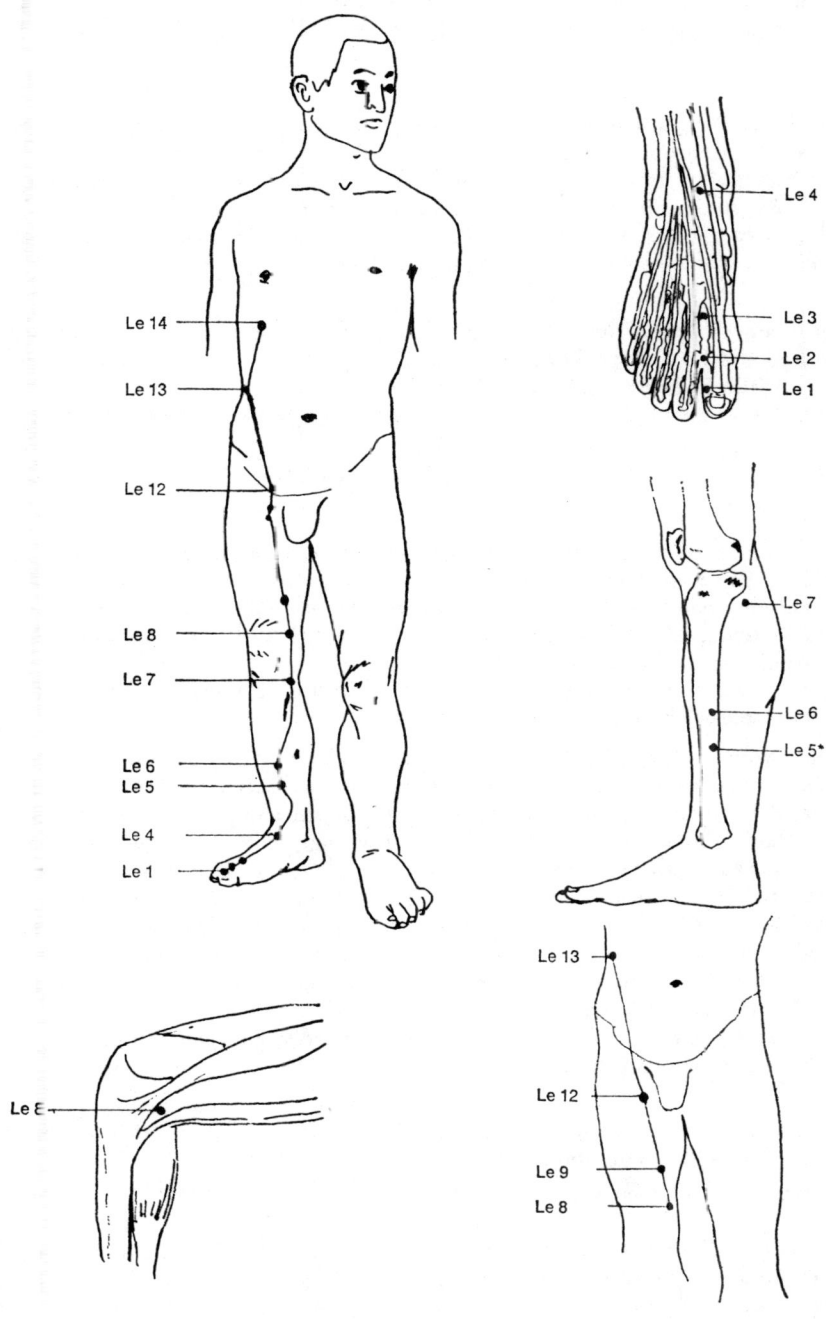

Abb. 12

* Kreuzungspunkt bzw. Annäherungspunkt einer Zone (Indikationen siehe im Text)

über den Fußrücken und innen am Unterschenkel und Oberschenkel über den Bauch zum freien Ende der 11. Rippe und endet im V. ICR in der Mamillarlinie (Abb. 12, S. 105).

Le 2

Chin. Name *Sing-Tsien*. Es ist der Sedativpunkt des Meridians. Die Hauptbedeutung dieses Punktes ist seine starke, spasmolytische Wirkung. Er wird meist mit Le 3 gemeinsam zur Spasmolyse gegeben. Er wirkt weiters bei Stauungen und Dysmenorrhoen unterstützend. Wegen der Spasmolyse ist er ein häufig gegebener Punkt.

L o k a l i s a t i o n : Er liegt am lateralen Ende des Gelenksspalts des Großzehengrundgelenks, also zwischen erster und zweiter Zehe.

Le 3

Chin. Name *Trae-Tchrong*. Er ist der Quellpunkt. Seine Indikationen sind praktisch die gleichen wie Le 2, dazu kommen noch Lähmungen im Tibialisbereich. Er wird besonders für alle Erkrankungen der Großzehe verwendet.

L o k a l i s a t i o n : Er befindet sich im proximalen Winkel der Metatarsalia 1 und 2.

Le 5a

Ist der Punkt N 8 und MP 6 und wurde schon besprochen.

Le 5

Chin. Name *Li-Keou*. Es ist der Durchgangspunkt zu seinem gekoppelten Organ, der Gallenblase. Es ist ein Punkt, der auf Grund der allgemein wichtigen Stellung der Leber im Organismus häufig gegeben wird, insbesondere bei allgemeinen Beschwerden, beim Hautjucken und leichten Leberinsuffizienzen. Er wirkt auch bei Spasmen des Darmes und Dysfunktion des inneren Genitales.

L o k a l i s a t i o n : Er liegt am medialen Tibiarand, 2 Querfinger unter der Mitte der Strecke obere Tibiakante — innerer Knöchel.

Le 9 (hier würde ich durchaus der Bezeichnung als Le 8, wie in fast allen anderen Werken zustimmen; die verschiedenen Bezeichnungen resultieren aus verschiedenen Kriterien beim Weiterzählen nach Kreuzungspunkten, haben also praktisch kaum Bedeutung)

Chin. Name *Tsiou-Tsiuann*. Es ist der Tonisierungspunkt. Er wird sehr häufig ganz allgemein gegeben. Der Organismus wird durch ihn allgemein gekräftigt, und zwar somatisch und psychisch. So hat er auch eine ganze Reihe von vegetativen, psychischen und sexuellen Schwächezuständen auf seiner Indikationsliste. Dazu kommen noch Spasmen in der unteren Extremität, herumziehende Schmerzen und Ulcera ventriculi. Wesentlich ist aber immer seine allgemeine Breitenwirkung. Man verwendet ihn im Laufe jeglicher Behandlung gerne einige Male.

L o k a l i s a t i o n : Er liegt am medialen Ende der Kniegelenksfalte bei maximal gebeugtem Knie, bzw. an der hinteren, inneren Seite des Kniegelenkspaltes.

Le 12

Chin. Name *Chi-Mae*. Er wird bei Durchblutungsstörungen der Beine öfters verwendet, seltener bei Dyspepsien und ophthalmischen Migränen.

L o k a l i s a t i o n : Er liegt im distalen Winkel des Skarpaschen Dreiecks.

Le 13

Chin. Name *Tchang-Menn*. Er ist der Alarmpunkt des Meridians Milz-Pankreas. Gleichzeitig auch ein Stoffwechselpunkt. Er wird vor allem bei allgemeiner Müdigkeit, in der Rekonvaleszenz, sowie bei allen Störungen des Verdauungstraktes stets mitgegeben, so vornehmlich bei der Kolitis, Gastritis, allen Ulzera und Hepato- und Cholezystopathien. Er ist ferner ein wesentlicher Punkt in der Behandlung der Anorexie und unterstützend wirksam bei Asthma und Anämien. Dieser Punkt wird sehr oft verwendet!

L o k a l i s a t i o n : Er liegt am freien Ende der 11. Rippe.

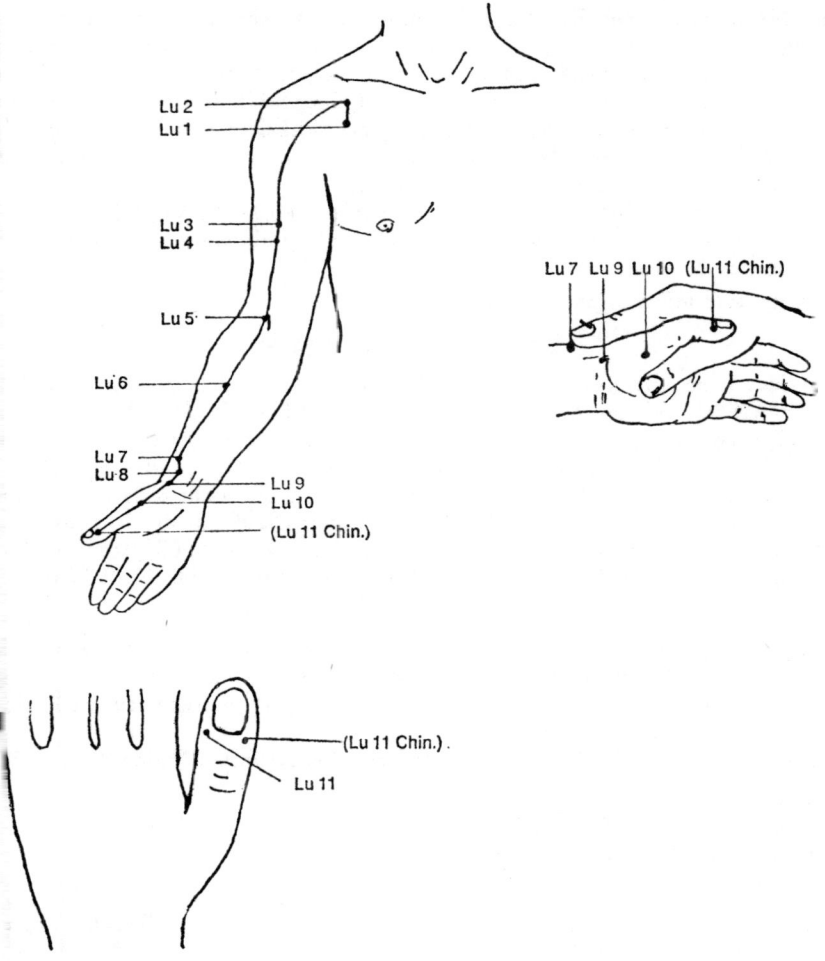

Abb. 13

Le 14

Chin. Name *Tsri-Menn*. Er ist der Alarmpunkt des Leber-Meridians und gleichzeitig Kreuzungspunkt mit dem Magen-Meridian, trägt dort die Nummer 18. Seine Hauptindikationen sind Hyperemesis gravidarum und Seekrankheit, in letzterem Falle wird er vorbeugend in den letzten Wochen vor Antritt einer Schiffsreise mehrmals gegeben. Er wirkt sehr verläßlich. Seine weiteren Wirkungsmöglichkeiten bestehen bei allen Störungen des Verdauungstraktes, die mit starkem Meteorismus oder Flatulenz einhergehen. Seltener bei Kopfschmerzen nach den Mahlzeiten.

L o k a l i s a t i o n : Er liegt in der Mamillarlinie in Höhe des VI. ICR.

Somit haben wir den sogenannten zweiten Umlauf absolviert und befinden uns wieder an der lateralen Brustseite.

Der dritte und letzte beginnt mit dem

MERIDIAN DER LUNGE (1.)

Er bezieht seine Energie aus dem Meridian der Leber und gibt sie in den Dickdarm weiter. Es handelt sich um einen *YIN*-Meridian. Abkürzung: deutsch und englisch Lu, französisch P (poumon). Seine Pulstaststelle ist auf der rechten Hand, distal der Radiusapophyse, in der Tiefe. Sein Zustimmungspunkt ist B 13. Der Meridian beginnt in der vorderen Axillarlinie im III. ICR, steigt auf zum II. ICR, zieht sodann zur Innenseite des Oberarms und gewinnt, volar über den Unterarm laufend, die Radialisrinne, umrundet den Daumen und endet wiederum dorsal 2 mm lateral und proximal des zeigefingerseitigen Nagelwinkels des Daumens. Wir beginnen mit (Abb. 13, S. 104)

Lu 1

Chin. Name *Tchong-Fu*. Es ist der Alarmpunkt des Meridians und gleichzeitig ein Hauptpunkt zur Behandlung aller Lungenkrankheiten, insbesondere des Asthmas, meist zusammen mit Lu 2, B 13 und 17, N 27 und M 13. Seltener auch bei juckenden Dermatosen verwendet.

L o k a l i s a t i o n : Er liegt auf der vorderen Axillarlinie in Höhe des III. ICR.

Lu 2

Chin. Name *Junn-Menn*. Wieder ein Hauptasthmapunkt.

L o k a l i s a t i o n : Wie Lu 1, nur im II. ICR.

Lu 5

Chin. Name *Tchre-Tsre*. Es ist der Sedativpunkt. Er wird vor allem bei allen Hautkrankheiten im Gesicht verwendet, unterstützend auch bei Spasmen der oberen Extremität und bei Asthma.

L o k a l i s a t i o n : Er liegt in der Mitte der volaren Beugungsfalte des Ellenbogens am lateralen Rand der Bizepssehne.

Lu 7

Chin. Name *Lie-Tsiue*. Er ist der Durchgangspunkt zu seinem gekoppelten Organ, dem Dickdarm, und gleichzeitig ein Kardinalpunkt. Vor allem aber wird er als Hauptpunkt gegen alle Stauungen gebraucht. Ferner wird er oft als Fernpunkt zur Asthmatherapie und bei Kopfschmerzen, aber auch bei allen Spasmen und Algien des Gesichtes (Fazialis, Trigeminus) und der Hände eingesetzt. Bei stets gleichseitiger Hemikranie steche man ihn e i n s e i t i g auf der k o n t r a l a t e r a l e n Seite. Man soll ihn nicht tief stechen, da sonst ein starkes Schwindelgefühl auftritt. Also wieder ein sehr wichtiger und vielverwendeter Punkt.

L o k a l i s a t i o n : Er liegt in der Radialisrinne, knapp einen Querfinger proximal des capitulum radii, also etwas oberhalb der III. Pulstaststelle.

Lu 9

Chin. Name *Trae-Iuann*. Es ist der Tonisierungspunkt und zugleich auch der Quell-

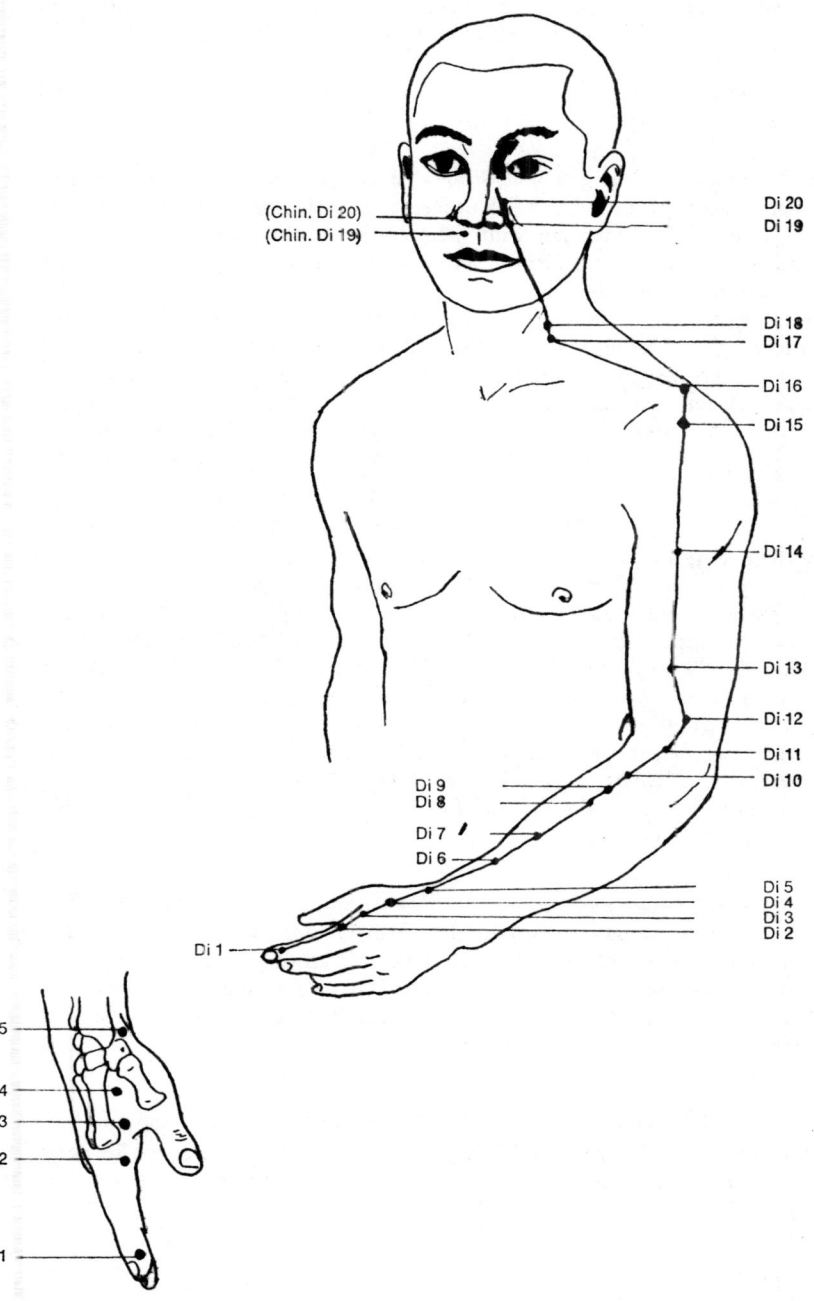

(Chin. Di 20)
(Chin. Di 19)

Di 20
Di 19

Di 18
Di 17
Di 16
Di 15

Di 14

Di 13
Di 12
Di 11
Di 10

Di 9
Di 8
Di 7
Di 6

Di 5
Di 4
Di 3
Di 2

Di 1

Di 5
Di 4
Di 3
Di 2

Di 1

Abb. 14

punkt. Wir verwenden ihn in erster Linie als Hauptpunkt bei allen Gefäßkrankheiten, Arrhythmien und Erregungszuständen. Seltener bei Bronchitiden und Neuralgien im Thorax- und Armbereich. Unterstützend wird er auch bei der Enuresis nocturna gegeben.

L o k a l i s a t i o n : Er liegt ebenfalls in der Radialisrinne in Höhe der Handgelenksfurche, also etwas distal der I. Pulstaststelle.

Lu 11

Chin. Name *Chao-Chang*. Dieser Punkt ist der „Meisterpunkt der Halskrankheiten". Wir geben ihn symptomatisch, bei Kindern eventuell nur als Massage mit dem Fingernagel, bei allen Entzündungen und Schmerzen in Pharynx und Larynx, aber auch bei Bronchitis, Sinusitis und Otitis. Seltener bei Enteritis, häufig beim Schreibkrampf. Wichtiger Punkt der Analgesie.

L o k a l i s a t i o n : Er liegt 2 mm proximal und lateral des zeigefingerseitigen Nagelwinkels des Daumens, dorsal. Interessanterweise wird dieser Punkt in der neuen chinesischen Literatur an die **mediale** Seite verlegt. Die Tatsache, daß wir aber mit diesem Punkt, in der von **mir** angegebenen lateralen Situation weit über 100 Tonsillektomien erfolgreich durchführen konnten, in Kombination mit Di 4, überzeugt uns hinsichtlich der Lage mehr als die chinesischen Angaben. Die Chinesen haben nämlich ihre Tonsillektomien nur mit Di 4 und M 44 ausgeführt.

MERIDIAN DES DICKDARMS

Er bezieht seine Energie aus dem Meridian der Lunge und gibt sie in den Magen weiter. Es handelt sich um einen *YANG*-Meridian. Abkürzung: deutsch Di, englisch LI (large intestine), cave Verwechslung mit Li (liver)!, französisch GI (gros intestin). Seine Pulstaststelle befindet sich auf dem rechten Handgelenk, distal der Radiusapophyse, diesmal jedoch oberflächlich. Sein Zustimmungspunkt ist B 25, sein Alarmpunkt heißt M 25, in der Mitte einer Linie zwischen Nabel und oberem Darmbeinkamm. Der Meridian beginnt 2 mm medial und proximal des Nagelwinkels des Zeigefingers (also daumenseitig), zieht dorsal über Zeigefinger und Hand nach oben, wobei er am Unterarm langsam lateral wendet und den Ellenbogen ganz lateral passiert, zieht über den Deltoideusansatz zum Akromion, von dort über die laterale Halsseite zur Nasolabialfalte und endet an deren oberem Endpunkt (Abb. 14, S. 109).

Di 1

Chin. Name *Chang-Iang*. Es ist der Meisterpunkt gegen Zahnschmerzen. Er wird natürlich nur symptomatisch verwendet, insbesondere kann er auch während zahnärztlicher Arbeiten Schmerzen deutlich herabsetzen. Er wird auch zur Aknetherapie eingesetzt, seltener bei Stomatitis, Gingivitis. Wichtiger Analgesiepunkt.

L o k a l i s a t i o n : Er liegt 2 mm proximal und medial des Nagelwinkels des Zeigefingers dorsal (also daumenseitig).

Di 2

Chin. Name *El-Tsienn*. Wird stets mit Di 3 verwendet (siehe diesen).

L o k a l i s a t i o n : Der Punkt liegt am Ende der Hautfalte, die entsteht, wenn man eine Faust bildet mit inliegendem Daumen, also knapp distal des Grundgelenks des Zeigefingers.

Di 3

Chin. Name *Sann-Tsienn*. Beides sind Stoffwechselpunkte und haben eine große Bedeutung in der Behandlung der Hauterkrankungen, besonders der Akne. Da der Dickdarm-Meridian (ähnlich dem Dünndarm) eine starke Wirkung auf alle Schleimhäute hat, finden wir auch Anwendungsmöglichkeiten bei Sinusitis, Rhinitis, Konjunktivitis und Enteritis. Der Punkt fördert auch die Diurese. Schließlich haben sie auch eine lokale Wirkung bei Spasmen und Algien der Hände und Unterarme, sowie der Schultern und bei Zervikobrachialneuralgien. Di 2 und 3 sind die Sedativpunkte.

L o k a l i s a t i o n : Er liegt in dem Grübchen, das sich unmittelbar proximal des Gelenksspaltes des Zeigefingergrundgelenks am Ende der Interdigitalfalte bei maximaler Spreizung des Daumens darstellt. Die beiden Punkte liegen dann relativ knapp hintereinander.

Di ④

Chin. Name *Ro-Kou*. Ebenfalls ein Stoffwechselpunkt und ein sehr wichtiger therapeutischer Punkt dazu. Zudem ist es noch der Quellpunkt. Wieder sehen wir die gleichen „Schleimhautstörungen" wie bei Di 2 und 3, nur ist die Wirkung von hier aus noch stärker. Weiters wird er oft als Fernpunkt zur Behandlung von Migräne und Cephalaea verwendet. Wenn man einen Schnupfen ganz am Beginn (am besten noch im Prodromalstadium kurz nach einer Erkältung, die erfahrungsgemäß beim Betreffenden stets zur Ausbildung eines Schnupfens führt) behandelt, kann man ihn kupieren. Beim bereits ausgebrochenen Schnupfen ist die Wirkung wesentlich geringer. Er hat ein breites Wirkungsspektrum in der Analgesie.

L o k a l i s a t i o n : Er liegt im proximalen Winkel zwischen Metakarpale I. und II. am dorsum manus, die Strichrichtung muß gegen das Metakarpale II gehen!

Di 6

Chin. Name *Pienn-Li*. Er ist der Durchgangspunkt zu seinem gekoppelten Organ, der Lunge. Er wird vornehmlich bei Paresen der oberen Extremität, besonders von Daumen und Zeigefinger, gestochen. Auch bei spastischen Darmstörungen findet er Verwendung.

L o k a l i s a t i o n : Er liegt am dorsalen, medialen Rand des Radius am proximalen Ende seines distalen Drittels.

Di ⑩

Chin. Name *Sann-Li* des Armes. Gleichzeitig ist er ein Testpunkt für Obstipation, wenn er inadäquat auf Druck schmerzhaft ist. Er wird auch viel zur Behandlung der spastischen Verstopfung verwendet. Darüber hinaus ist er stark wirksam bei allen Paresen der oberen Extremität. Gelegentlich wird er auch bei Migränebehandlungen eingebaut, auch bei Kopfschmerzen auf der Scheitelhöhe. Häufig wird er auch bei Algien und Paresen der Bereiche der Nervi Trigeminus, Fazialis und Radialis, gegeben.

L o k a l i s a t i o n : Er liegt am dorsalen, lateralen Rand des Radius in Supinationsstellung der Hand am distalen Ende seines proximalen Drittels, inmitten der dort ansetzenden Streckermuskulatur. Er ist leichter zu finden als zu beschreiben, weil immer deutlich sensibel auf Druck. *2 QF distal von Di 11*

Di ⑪

Chin. Name *Tsiu-Tchre*. Er ist der Tonisierungspunkt. Er wirkt insbesondere bei Obstipationen, sowie bei Hautjucken ohne ersichtliche Ursache. Weiter auch noch bei Paresen der Hände und Arme, seltener bei Hemiplegien. Auch bei Furunkulose und Ekzemen lohnt sich nicht selten ein Versuch mit diesem Punkt.

L o k a l i s a t i o n : Er liegt, bei maximal gebeugtem Arm, am lateralen Ende der Ellbogenfalte.

Di 12

Chin. Name *Tcheou-Tsiau*. Bei Brachialneuralgien und Schwierigkeiten beim Heben des Armes nach der Seite, gemeinsam mit

Di 13

Chin. Name *Ou-Li-Wu*. Gleiche Indikationen, gemeinsam verwendet.

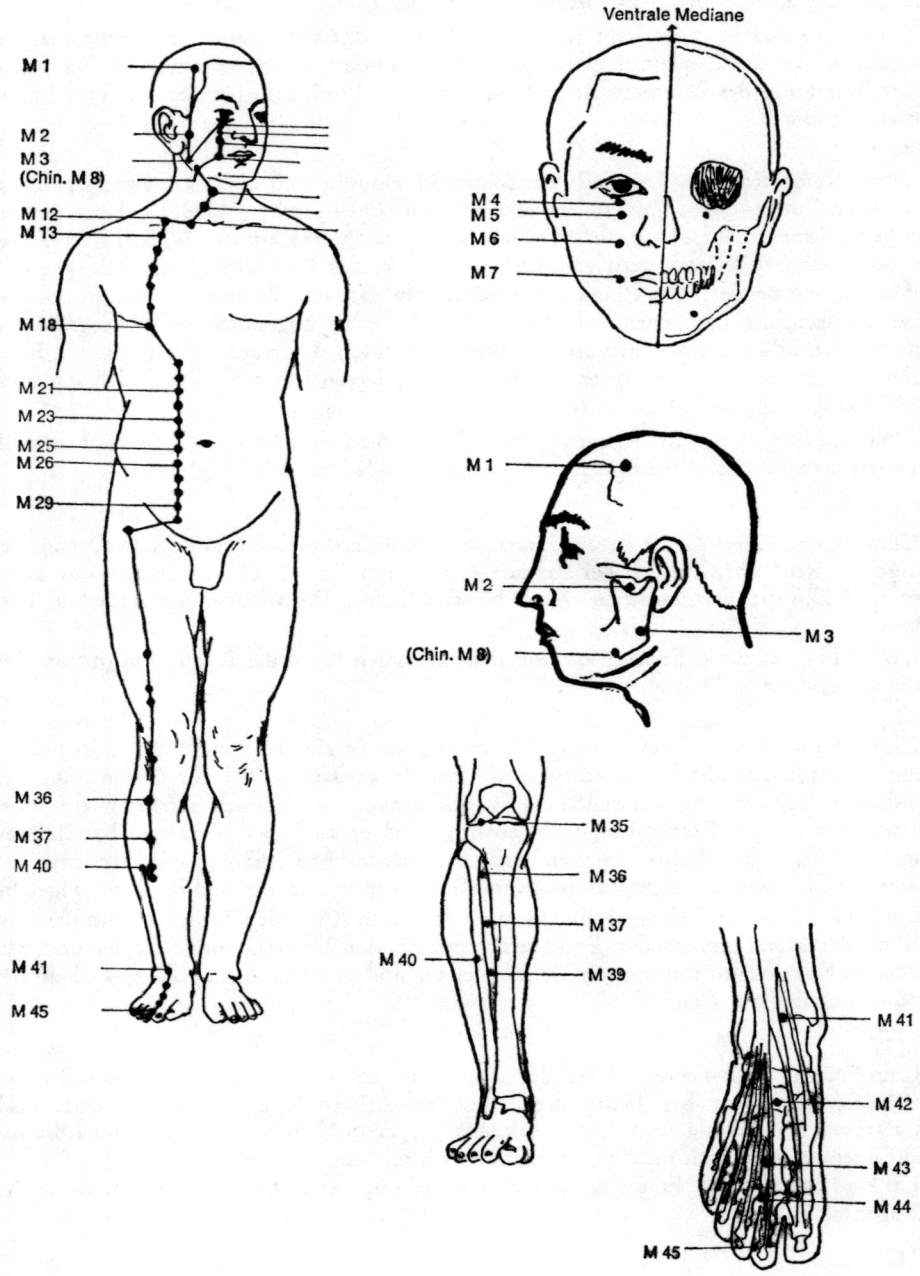

Abb. 15

L o k a l i s a t i o n : Jeweils am proximalen Ende des unteren und mittleren Drittels der Strecke Di 11 bis Di 14.

Di 14

Chin. Name *Pi-Nao*. Wird bei Schulterschmerzen gegeben und unterstützend bei allen Algien und Paresen der oberen Extremität.

L o k a l i s a t i o n : Am untersten Punkt des Ansatzes des Musculus deltoideus am Oberarm.

Di 15

Chin. Name *Tsienn-Iu*. Es ist der Meisterpunkt für alle Paresen der oberen Extremität, zugleich aber auch für alle Neuralgien und rheumatischen Beschwerden in diesem Bereich und im Schultergürtel. Seltener wird er bei Hypertonie gegeben.

L o k a l i s a t i o n : Er liegt am lateralen Schulterrand in dem Grübchen unter dem Akromion.

Di 16

Chin. Name *Tsiu-Kou*. Er liegt auf der Akromionspitze. Wird bei Lähmungen, Schulterschmerzen und Arthritis zusätzlich verwendet.

Di 19

Chin. Name *Ro-Tsiao*. Er ist, zusammen mit Di 20, der Hauptpunkt zur Behandlung der Nase. Wir verwenden ihn bei Schnupfen, Sinusitis, Rhinitis vasomotoria und Anosmie gleichermaßen. Gelegentlich aber auch bei Obstipationen und Kopfschmerzen. Er wird auch bei der Behandlung der Trigeminusneuralgie selten fehlen.

L o k a l i s a t i o n : In der Nasolabialfalte in Höhe der Nasenlöcher.

Di 20

Chin Name *Ing-Siang*. Gleiche Indikationen, gemeinsame Verwendung.

L o k a l i s a t i o n : Am oberen Ende der Nasolabialfalte bzw. im Winkel des Os nasale und der Maxilla. Die Punkte sind ziemlich schmerzhaft und sollten immer als erste gestochen werden.

Di 19 und 20 werden in der chinesischen Literatur als auf die Gegenseite kreuzend angegeben. Da diese Punkte üblicherweise sowieso beiderseits gestochen werden, erscheint mir diese Ansicht nicht relevant, ebenso nicht die leicht veränderten Orte.

MERIDIAN DES MAGENS

Er bezieht seine Energie aus dem Meridian des Dickdarms und gibt sie in den Meridian Milz-Pankreas weiter. Es handelt sich um einen *YANG*-Meridian. Abkürzung: M in deutsch, St in englisch, E (estomach) in französisch. Seine Pulstaststelle befindet sich über der Radiusapophyse der rechten Hand, oberflächlich. Sein Zustimmungspunkt ist B 21, sein Alarmpunkt ist KG 12 (gut 2 Querfinger distal der Xyphoidspitze in der ventralen Medianen). Der Meridian beginnt am oberen Rand der Schläfengrube, zieht distal zum Unterkiefer, springt von dort unter das Auge, zieht abermals distalwärts zur Klavikulamitte, sodann in der Mamillarlinie abwärts, nähert sich im Bereiche des Abdomens dem Nieren-Meridian, zieht ventral am Oberschenkel verlaufend über das Knie und dann mehr lateral über den Unterschenkel und erreicht über das dorsum pedis seinen Endpunkt 2 mm lateral und proximal vom lateralen Nagelwinkel der II. Zehe (Abb. 15).

In der neuen chinesischen Literatur sind die Anfangspunkte bis M 8 anders numeriert!

M 1

Chin. Name *Treou-Oe*. Ein Punkt, der bei Kopfschmerzen und manchmal bei Trigeminusneuralgie des ersten Astes unterstützend angewandt wird.

L o k a l i s a t i o n : Er liegt am oberen Rand der Schläfegrube, etwa 4 Querfinger oberhalb und einen Querfinger hinter dem Orbital-Jochbeinwinkel.

M 2

Chin. Name *Sia-Koann.* Er wird viel bei Fazialisparese, Trigeminusneuralgie und Tic, seltener bei Kopfschmerzen und Sinusitis verwendet.

L o k a l i s a t i o n : Er liegt in der Mitte des Ansatzes des Masseters am Jochbein.

M 3

Chin. Name *Tsia-Tchre.* Wird ebenfalls bei obigen Indikationen gegeben, weiters noch beim Stottern und peroralen Hauteffloreszenzen.

L o k a l i s a t i o n : Er liegt am Ansatz des Masseters an der oberen Mandibula-Kante, meist im Kieferwinkel, seltener (meist bei Prognatie) davor.

M 4

Chin. Name *Tchreng-Tsi.* Wird äußerst selten bei Fazialisparesen und Trigeminus-neuralgien gegeben. Er liegt am unteren Orbitalrand, in einer Linie von der Pupillen-mitte nach caudal, und es erfordert eine sehr ruhige Hand, ihn zu stechen. Vorsicht!

M 6

Chin. Name *Tsiu-Tsiao.* Er und seine Nachbarpunkte 7 und 8 haben die gleichen Indikationen, nämlich Sinusitis, Stottern, Tic, Fazialisparese und Trigeminusneuralgie. Sie können einzeln oder gemeinsam gestochen werden.

L o k a l i s a t i o n : Sie liegen alle im Verlaufe einer Senkrechten durch die Pupil-lenmitte. An der Kreuzungsstelle mit dem Nasenloch liegt M 6. Weiter distal liegt

M 7

Chin. Name *Ti-Tsrang,* am Schnittpunkt mit dem Mundwinkel, und

M 8

Chin. Name *Ta-Ing,* am Schnittpunkt mit der Unterkante der Mandibula.

M 10

Chin. Name *Choe-Trou.* Er ist ein wichtiger Punkt zur Behandlung der Stimmermü-dung und Heiserkeit der Redner und Sänger, hat aber auch eine starke Wirkung auf die Thyreoidea. Weiters beruhigt er Magenspasmen.

L o k a l i s a t i o n : Er liegt am Vorderrand des M. sternocleidomastoideus in Höhe des Schildknorpels, lateral dessen Mitte.

M 12

Chin. Name *Tsiue-Prenn.* Ein wichtiger Magenpunkt (Virchowsche Drüse). Wir ver-wenden ihn bei allen Magensymptomen wie Aufstoßen, Sodbrennen, Übelkeit und Spasmen, sowie bei Unverträglichkeit von Wein.

L o k a l i s a t i o n : Er liegt am Oberrand der Klavikula zwischen den Ansätzen des Sternocleidomastoideus.

M 13

Chin. Name *Tsri-Rou.* Er wird auch als zweite Lokalisation von M 12 bezeichnet und vor allem in der Asthmabehandlung verwendet. Magenmäßig hat er alle Indikationen von M 12.

L o k a l i s a t i o n : Er liegt in selber Position wie M 12, jedoch am Unterrand der Klavikula.

M 18

Ist gleichzeitig Le 14, wurde dort besprochen.

M 21

Chin. Name *Leang-Menn.* Er wird viel verwendet in der Behandlung der Colitis spastica, aller Verdauungsstörungen, der ulcera ventriculi et duodeni und oft auch bei vegetativer Dystonie.

L o k a l i s a t i o n : Er liegt im Winkel des VIII. ICR, oft auch 1 Querfinger medial davon.

M 23

Chin. Name *Trae-J*. Wichtiger Punkt zur Behandlung der ulcera ventriculi und duoden .

Lokalisation: Er ist an der Knorpel-Knochengrenze der neunten Rippe zu finden, oft auch 1 Querfinger medial davon.

M 25

Chin Name *Tien-Tchrou*. Es ist der Alarmpunkt des Dickdarms. Wir geben ihn bei Obstipation, Meteorismus und Übelkeit, seltener bei Sodbrennen und Magenschmerzen. Er wird auch in der Analgesie verwendet.

Lokalisation: Er liegt in der Mitte einer Linie vom Nabel zum oberen Darmbeinkamm, in der chinesischen Literatur 2 Querfinger lateral des Nabels, möglicherweise durch andere Beckenform und Darmlänge der Asiaten bedingt.

M 26

Chin. Name *Oae-Ling*. Bei allen abdominellen Spasmen zu geben.

Lokalisation: Er liegt auf etwa der Hälfte der Verbindungslinie Nabel-Spina iliaca anterior superior.

M 29

Chin. Name *Choe-Lae*. Wird vor allem bei Obstipation, Meteorismus, weniger bei Ulzera gegeben, darüber hinaus auch bei Adnexitis und Dysmenorrhoe.

Lokalisation: Er liegt 2 Querfinger oberhalb des Oberrandes des Schambeines, 2 Querfinger lateral der Symphyse.

M 30

Chin. Name *Tsri-Tchrong*. Er wird bei Dyspepsien, Meteorismus und Appetitlosigkeit ebenso gegeben wie bei Adnexitis, Frigidität und Impotenz. Er dient auch der Geburtserleichterung und der Behandlung von Kreuzschmerzen mit nächtlicher Verschlimmerung bei Frauen.

Lokalisation: Wir finden ihn 2 Querfinger lateral der Symphyse am oberen Rand des Schambeines. Er wird von kaudal her gestochen.

M 31

Chin. Name *Pi-Koann*. Entspricht Le 12 und wurde dort abgehandelt.

M 36

Chin. Name *Sann-Li* des Beines (Di 10 *Sann-Li* des Armes!). Es ist ein ganz wichtiger Punkt der Akupunktur. Mit einem Beinamen heißt er auch der „Göttliche Gleichmut". Daher seine psychischen Indikationen, die man mit dem Begriff „asiatische Ruhe" am besten beschreibt. Er wirkt sowohl bei Reizbarkeit als auch Melancholie, bei Lampenfieber und Schüchternheit ebenso wie bei psychischer Hypertrophie. Weiters hat er eine breite Wirkung auf das Genitale und das hormonelle Gleichgewicht ebenso wie auf alle Veränderungen des Blutdruckes. Auch bei Hauterkrankungen wird er mit Erfolg verwendet. Seine wörtliche Bedeutung ist „drei Dörfer", er wird und wurde daher auch zur Steigerung der Marschleistung verwendet, ebenso zur Therapie aller Spasmen, Paresen oder Algien der unteren Extremitäten. Natürlich hat er auch eine breite Verwendungsmöglichkeit bei allen abdominellen Störungen oder Erkrankungen und damit verbunden auch bei Kopfschmerzen und Migräne. Es ist einer der Punkte mit dem breitesten Wirkungsspektrum und fehlt selten bei einer Behandlung. Man nennt ihn ferner den „großen Heiler der Knie und Füße", insbesondere bei Schwellungen dieser Regionen erweist er sich als sehr nützlich.

Lokalisation: Er liegt im Kreuzungspunkt der Linien einen halben Querfinger lateral der Linea interossea der Tibia und 2 Querfinger unterhalb des Fibulaköpfchens. Also zwischen M. tibialis anterior und M. extensor digit. longus.

Appendixpunkt

Dieser Punkt liegt wohl nicht genau am Magen-Meridian, entspricht am ehesten dem chinesischen Punkt Lan-Wei, erscheint mir aber wichtig genug, erwähnt zu werden. Als Chirurg widerstrebt es mir, zu sagen, daß man durch Stich in diesen Punkt eine akute Appendizitis zum Abklingen bringt, obwohl es in China oft gemacht wird, mit guten Erfolgen. In Einzelfällen wird es auch bei uns vertretbar sein, ich sehe jedoch seine Hauptbedeutung in diagnostischer Hinsicht, insbesondere bei dissimulierenden Kindern oder bei schmerzunter- beziehungsweise unempfindlichen Personen, die gar nicht so selten sind. Ist dieser Punkt nämlich deutlich druckschmerzhaft, so nehme ich diese Aussage wichtiger als allfällige weniger deutliche, übliche Befunde.

L o k a l i s a t i o n : Er liegt auf dem M. tibialis anterior, etwa zweieinhalb Querfinger unterhalb des Winkels zwischen Tibia und Fibula und ist meist rechts schmerzhafter als links, jedoch beidseitig deutlich zu verifizieren. Grobschematisch ist er etwa 2 Querfinger unter M 36 zu suchen.

M 40

Chin. Name *Fong-Long*. Es ist der Durchgangspunkt des Meridians zu seinem gekoppelten Meridian Milz-Pankreas. Er wird bei abdominellen Beschwerden, insbesondere Spasmen gegeben, besonders wenn sich der Körper kühl und feucht präsentiert. Ferner gibt man ihn noch bei Singultus und nicht lokalisierbaren Schmerzen in Bauch und Brust.

L o k a l i s a t i o n : Er liegt am Vorderrand der Fibula 1 Querfinger oberhalb der Streckenmitte Tuberositas anterior tibiae und Malleolus lateralis.

M 41

Chin. Name *Tsie-Tsri*. Er ist der Tonisierungspunkt. Wir verwenden ihn bei atonischer Obstipation und Magenhyposekretion mit Tympanie, lokal bei Arthritis in Fuß und Knöchel, seltener bei Akne.

L o k a l i s a t i o n : Er liegt am unteren Rand der Tibia, in der Mitte der Fußwurzel.

M 42

Chin. Name *Tchrong-Iang*. Es handelt sich um den Quellpunkt. Er wird sowohl bei Hyper- als auch Hypazidität des Magens verwendet, bei Obstipation und Meteorismus, seltener bei Spasmen. Weiters wirkt er bei Paresen der Beine und bei Fazialisparesen zusätzlich. Psychisch beruhigt er.

L o k a l i s a t i o n : Er liegt etwas distal von M 41 über dem Gelenk des os naviculare mit cuneiforme 2 und 3.

M 44

Chin. Name *Nei-Ting*. Hauptpunkt für Alpträume und Enuresis nocturna, sowie wichtiger Analgesiepunkt.

L o k a l i s a t i o n : Er liegt im Winkel der Grundgelenke der 2. und 3. Zehe proximal.

M 45

Chin. Name *Li-Toe*, wörtlich „die grausame Bezahlung", was etwas über den Einstichschmerz dieses Punktes aussagt; er wird hauptsächlich bei Hyperazidität und Hypersekretion des Magens gegeben, aber auch bei abwechselnden Diarrhoen und Obstipation. Er hat oft eine gute Fernwirkung bei Rhinitis und Kopfschmerzen.

L o k a l i s a t i o n : Er liegt 2 mm proximal und lateral vom Nagelwinkel der zweiten Zehe, dorsal.

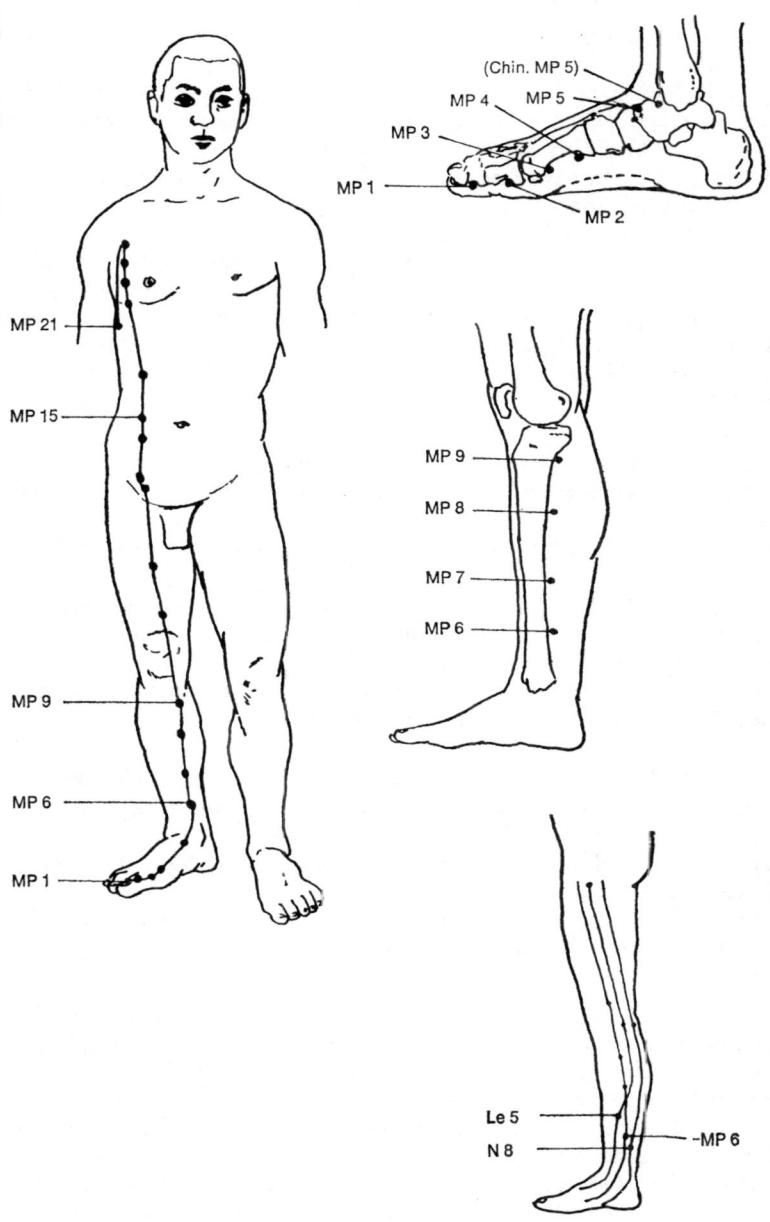

Abb. 16

MERIDIAN VON MILZ-PANKREAS

Er bezieht seine Energie vom Meridian des Magens und gibt sie an den Herz-Meridian weiter. Es handelt sich um einen *YIN*-Meridian. Abkürzung: deutsch MP, englisch SP, französisch RP (rate-pancreas). Sein Zustimmungspunkt liegt auf B 20. Seine Puls-lokalisation ist wieder an der rechten Hand über der Radiusapophyse, diesmal aber in der Tiefe. Der Meridian beginnt 2 mm medial und proximal vom Nagelwinkel der Großzehe, läuft an der Innenseite des Fußrückens zum hinteren Tibiarand, passiert das Knie ganz medial und folgt dem Musculus sartorius am Oberschenkel. Er steigt über das Abdomen als lateralster, ventraler Meridian aufwärts bis zum II. ICR, 2 Querfinger lateral der Mamille und fällt von dort zu seinem Endpunkt im VI. ICR in der vorderen Axillarlinie. Damit ist auch der dritte Umlauf geschlossen und der Kreis-lauf der Energie beginnt wieder beim Herz-Meridian. Auch hier wieder die Alternie-rung zentrifugal-zentripetal, zentrifugal-zentripetal, beziehungsweise Verlauf laterale Brustwand—Finger, Finger—Kopf, Kopf—Zehen und Zehen—laterale Brustwand Abb. 16, S. 117).

MP 2

Chin. Name *Ta-Tou.* Er ist der Tonisierungspunkt. Hauptindikation ist Schläfrigkeit am Tage und kalte Hände und Füße. Natürlich auch abdominelle Spasmen und Er-schöpfung.

L o k a l i s a t i o n : Er liegt am Spalt des Grundgelenks der Großzehe medial.

MP 3

Chin. Name *Trae-Po.* Er ist der Quellpunkt. Wir geben ihn bei Spasmen im Abdomen, sowie Neuralgien und Paresen der unteren Extremitäten. Auch bei allgemeiner Schwäche erweist er sich als sehr nützlich.

L o k a l i s a t i o n : Er liegt auf der Sehne des Abductor hallucis am inneren Fuß-rand, knapp proximal des Großzehengrundgelenkes.

MP 4

Chin. Name *Kong-Soun.* Hier haben wir wieder einen Kardinalpunkt, der zugleich auch Durchgangspunkt des Meridians zu seinem gekoppelten Organ, dem Magen, ist. Es ist unser Hauptpunkt gegen Diarrhoen, Spasmen im Unterbauch und Meteorismus. Er hilft auch bei Ermüdung, bei Angina pectoris und erleichtert den Geburtsverlauf. Ein häufig gegebener Punkt.

L o k a l i s a t i o n : Er liegt am inneren Rand des Gelenkes zwischen Metatarsale I und cuneiforme I, etwas proximal davon gelegen.

MP 5

Chin. Name *Chang-Tsiou.* Er ist der Sedativpunkt, darüber hinaus der Meisterpunkt für alle „bindegewebige Schwäche" (für die der Meridian speziell zuständig ist!). Wich-tig auch bei allen Durchblutungsstörungen. Wir verwenden diesen Punkt vor allem beim Varizenschmerz, der sofort aufzuheben ist. Varizen selbst kann man mit Aku-punktur natürlich nicht ändern. Ferner behebt er, meist zusammen mit Lu 7, alle Schwellungen, wie sie beim varikösen Symptomenkomplex auftreten oder nach Throm-bophlebitiden. Aber auch bei der sogenannten Zellulitis leistet er gute Dienste. Im Sinne der bindegewebigen Schwäche verwendet man ihn nicht nur beim enggenom-menen Begriff in Richtung Varizen, Hämorrhoiden, alle Prolapse und Ptosen usw., sondern auch bei allen pastösen Patienten und solchen, die immer frösteln oder frieren, schläfrig am Tage sind, mutlos und defaitistisch. Natürlich wird er auch oft bei der Behandlung der atonischen Obstipation eingesetzt. Es ist ein wichtiger, allgemeiner Punkt.

L o k a l i s a t i o n : Er liegt in dem Grübchen, das sich im Winkel zwischen dem Os naviculare und der Sehne des Musculus tibialis anterior bildet.

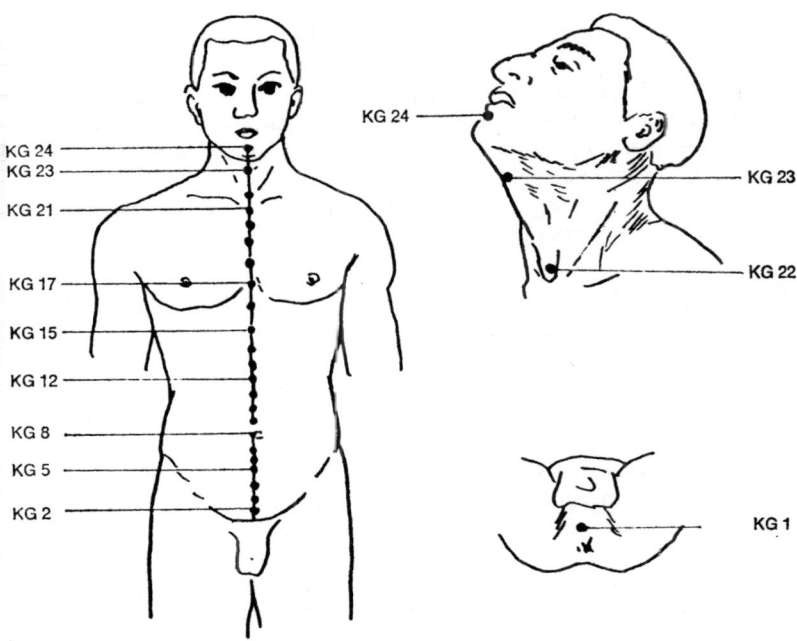

KG 24

KG 24
KG 23
KG 21

KG 17

KG 15

KG 12

KG 8
KG 5

KG 2

KG 24
KG 23

KG 22

KG 1

Abb. 17

MP 6

Ist der Kreuzungspunkt mit N 8 und Le 5, wurde besprochen. Wichtig!

MP 9

Chin. Name *Inn-Ling-Tsiuann.* Es ist ein wichtiger Punkt in der Behandlung aller abdominellen Spasmen und der Obstipationen, hat auch eine deutliche Wirkung auf die Erkrankungen des weiblichen inneren Genitales. Ferner wird er in der Therapie der Gonarthrosen und Gonarthritis viel verwendet.

Lokalisation: Er liegt an der medialen Seite des Kniegelenks, im Winkel zwischen Tibiaschaft und Condylus medialis, knapp neben Le 9.

MP 11 a

Ist gleichzeitig M 31 und Le 12 und wurde dort abgehandelt und entspricht der dort gebildeten Zone der 3 Meridiane.

MP 15

Ist Le 13, schon besprochen.

MP 21

Ist G 24, wurde dort angeführt.

Damit haben wir nun den dritten und letzten Umlauf abgeschlossen und befinden uns im Kreislauf der Energie wieder beim Herz-Meridian. Wir haben alle 12 paarig beiderseitig vorkommenden Meridiane oder „King"s besprochen. Es gibt nun noch acht sogenannte „Wundermeridiane", die über Teile eines oder mehrerer Meridiane verlaufen, keine eigenen Tonisierungs-, Sedativ-, Durchgangs-, Quell-, Alarm- oder Zustimmungspunkte haben, sondern jeweils mit einem der acht Kardinalpunkte eingeschaltet werden. Wir nennen sie besser „wunderbare oder außergewöhnliche Gefäße" oder „Mo"s. Sie haben natürlich auch keine eigene Pulstaststelle. Nur zwei von ihnen benützen keine uns schon bekannten Teilstücke eines Meridians und tragen eine große Anzahl sehr wichtiger Punkte. Es handelt sich jeweils um die Medianlinie ventral und dorsal. Alle nun bei diesen beiden folgenden Gefäßen beschriebenen Punkte sind also nicht paarig, sondern nur einfach vorhanden. Das erste ist das

KONZEPTIONSGEFÄSS ODER JENN-MO

Wir kürzen es als KG ab, häufig auch als *JENN-MO,* JM, oder Gefäß der Empfängnis, die Franzosen nennen es VC (vaisseau conception), die Anglo-Sachsen CV (conception vessel). Es handelt sich dabei um die ventrale Mediane, das Gefäß beginnt vor dem Anus und steigt über Symphyse und Nabel zum Xyphoid und weiter über das Sternum und die incisura jugularis, passiert den Schildknorpel und endet oberhalb des Kinns. Wir glauben, daß die Energie in ihm aufsteigt, beginnen daher unten (Abb. 17).

KG 1

Chin. Name *Roe-Inn.* Es ist ein stark wirksamer Punkt bei allen sexuellen Indikationen und genitalen Affektionen. Die Chinesen geben ihn auch mit erwärmter Nadel. Wegen seiner etwas diffizilen Lokalisation wird er aber weniger gegeben, als ihm zukommen würde.

Lokalisation: Er liegt unmittelbar vor und oberhalb des Anus!

KG 2

Chin. Name *Tsiu-Kou.* Er liegt auf der ventralen Medianen, am Oberrand der Symphyse. Es handelt sich um einen genital wirksamen Punkt.

KG 3

Chin. Name *Tchong-Tsi.* Es ist der Alarmpunkt der Blase. Er hat als Indikationen Pollakisurie, Impotenz und Dysmenorrhoen. Er leistet gute Dienste bei der Therapie des Pruritus vaginalis et analis, meist zusammen mit KG 1 und LG 1.

Lokalisation: Sie wird in den meisten Büchern mit 2 Querfingern oberhalb der Symphyse (natürlich, wie alle folgenden Punkte, in der ventralen Medianen) angegeben. Das ist vollkommen richtig, zumindest für diesen Punkt. Aber spätestens beim nächsten verläßt uns diese Möglichkeit, da ja die Form des Abdomens nicht immer den Ideallinien der Modelle entspricht, wie zum Beispiel beim Wohlstands- oder Altersbauch usw. Mit meinem Freund und Mitarbeiter FEUCHT haben wir daher eine andere Einteilung vorgeschlagen, die ich — in der Annahme, sie wäre besser — auch hier anwenden möchte. Für die Punkte KG 3—7 teilen wir die Strecke Symphyse —Nabel in fünf Teile. Unser KG 3 liegt also am proximalen Ende des ersten Fünftels oberhalb der Symphyse.

KG 4

Chin. Name *Koann-Iuann*. Es ist der Alarmpunkt des Dünndarms. Wir geben ihn bei allen intestinalen Spasmen und Enteritiden, insbesondere, wenn sie mit großer, allgemeiner Schwäche einhergehen. Auch alle gynäkologischen Erkrankungen, die mit Schwächesymptomen einhergehen, werden von hier aus behandelt. Schließlich auch noch Kopfschmerzen, die sich bei Bewegung verschlechtern und bei Ruhe bessern.

Lokalisation: Lage wie KG 3, jedoch zwei Fünftel oberhalb der Symphyse.

KG 5

Chin. Name *Che-Menn*. Er ist der Hauptalarmpunkt des Dreifachen Erwärmers. Er wirkt auch in allen drei, von diesem Meridian erfaßten Funktionen, also bei Regelstörungen, Dyspepsien und Asthma.

Lokalisation: Drei Fünftel oberhalb der Symphyse.

KG 6

Chin. Name *Tsri-Rae*, das „Meer der Energie". Einer der ganz wichtigen Punkte der Akupunktur. Er wirkt bei allen Erschöpfungs- oder Mangelzuständen sehr verläßlich. Durch eine Indikation ist er geeignet, dem Anfänger Lust für das Studium der Akupunktur zu machen, das ist bei Schwindel beim Blick nach oben. Kaum hat man hier die Nadel gesetzt, kann der Patient, völlig beschwerdefrei, beliebig lange nach oben blicken, diese Fähigkeit geht auch nach Entfernung der Nadel nicht verloren. Die Beschwerde hört man oft, insbesondere von Hausfrauen, damit lohnt es sich, die erste praktische Erfahrung mit der Nadelung zu machen. Er wirkt aber auch bei Obstipation, Meteorismus, Frösteln und Schlaflosigkeit gut. Er wird auch noch das „Meer der Zeugungsfähigkeit" genannt, und man sollte das bei jüngeren Leuten erwähnen, wenn er etwa aus einem anderen Grund gegeben wird. Weiters ist er ein wichtiger Hilfspunkt bei allen anderen Formen des Schwindels bis zum Menière. Oft wird ein katatonischer Patient überhaupt erst der Vorbereitung mittels dieses Punktes, einiger Stoffwechselpunkte und eventuell noch anderer, roborierender Punkte bedürfen, bevor man die eigentliche, gezielte Therapie einsetzt.

Lokalisation: Er liegt in der Mitte des vierten Fünftels oberhalb der Symphyse, bei schlanken Personen 2 Querfinger unterhalb des Nabels.

KG 7

Chin. Name *Inn-Tsiao*. Er ist der untere (sexuelle) Alarmpunkt des Dreifachen Erwärmers. Wird bei allen sexuellen Hyperfunktionen und bei Adnexitis gegeben.

Lokalisation: Am proximalen Ende des vierten Fünftels oberhalb der Symphyse beziehungsweise 1 Querfinger unter dem Nabel.

KG 9

Chin. Name *Choe-Fenn*. Er ist ein wichtiger Punkt zur Behandlung aller eitrigen Entzündungen, insbesondere Furunkulosen, gelegentlich auch bei spastischer Obstipation.

Lokalisation: Wir empfehlen auch hier, die Distanz Nabel—Xyphoidspitze in acht Teile zu teilen. Er liegt dann ein Achtel oberhalb des Nabels. Bei schlanken Personen entspricht das einem Querfinger.

KG 12

Chin. Name *Tchong-Koann*. Alarmpunkt des Magens und zugleich mittlerer (digestiver) Alarmpunkt des Dreifachen Erwärmers. Er wird zur Therapie von Meteorismus und Tympanie, speziell im Oberbauch, sowie bei Dyspepsien und Ulzera verwendet.

Lokalisation: Er liegt genau in der Mitte der Strecke Nabel—Xyphoid.

KG 13

Chin. Name *Chang-Choann*. Er ist unser Spezialpunkt für alle spastischen Magenstörungen. Wir geben ihn sowohl bei Ulzera und Gastritiden, als auch bei Koliken und Anorexie. Er wird auch oft beim Roemheld und Angina pectoris mitgegeben.

Lokalisation: Er liegt drei Achtel unterhalb der Xyphoidspitze.

KG 14

Chin. Name *Tsiu-Koann*. Er ist der Alarmpunkt des Herzens. Er wird bei allen präkardialen Schmerzen, Tachykardie und Herzangst gestochen, vor allem aber auch bei der Hyperemesis gravidarum.

Lokalisation: Er liegt ein Achtel unterhalb des Xyphoids.

KG 15

Chin. Name *Tsiou-Oe*. Wieder ein ganz wichtiger Punkt. Er wurde von BACHMANN zusammen mit dem LG 19 als das „Bellergal der Akupunktur" bezeichnet. Er wirkt hervorragend bei allen Psychasthenien, der sogenannten Managerkrankheit und allen Erschöpfungszuständen aus psychischer Spannung. Er wird auch bei allen Migränefällen immer wieder in die Behandlung eingebaut. Ferner geben wir ihn bei allen Ulzera, Kolitis und allen spastischen Erscheinungen im Verdauungstrakt gern mit. Schließlich hat er auch noch großen Wert bei der Behandlung der Impotenz und bei der Ejaculatio praecox.

Lokalisation: Er liegt unmittelbar unter der Xyphoidspitze.

KG 17

Chin. Name *Trann-Tchong*. Wieder ein ganz wichtiger Punkt. Er ist der obere oder respiratorische Alarmpunkt des Dreifachen Erwärmers. Er wirkt bei allen Erkrankungen des Thoraxbereiches, insbesondere bei Asthma bronchiale, Roemheld, Präkardialschmerzen und allen Beklemmungen der Herzgegend. Auch bei Intercostalneuralgien wird er häufig gegeben.

Lokalisation: Er liegt auf der Sternummitte in Höhe des IV. ICR.

KG 21

Chin. Name *Siuann-Tsi*. Er ist unser Hauptpunkt für Sodbrennen und (nervösen) Kitzelhusten, seltener bei Bronchitis.

Lokalisation: Er liegt in der Incisura jugularis am hinteren (inneren) Rand des Sternums.

KG 22

Tienn-Trou ist sein chin. Name. Er wirkt bei Sodbrennen und Globusgefühl im Pharynx. Er liegt 2 Querfinger oberhalb KG 21.

KG 23

Chin. Name *Lienn-Tsiuann*. Auch er wirkt bei Sodbrennen und Heiserkeit, vor allem aber hat er eine regulierende Wirkung auf die Thyreoidea.

Lokalisation: Er liegt in der Medianen, in Höhe des Schildknorpels.

Von KG 21—23 bestehen teilweise Differenzen mit der neueren chinesischen Literatur!

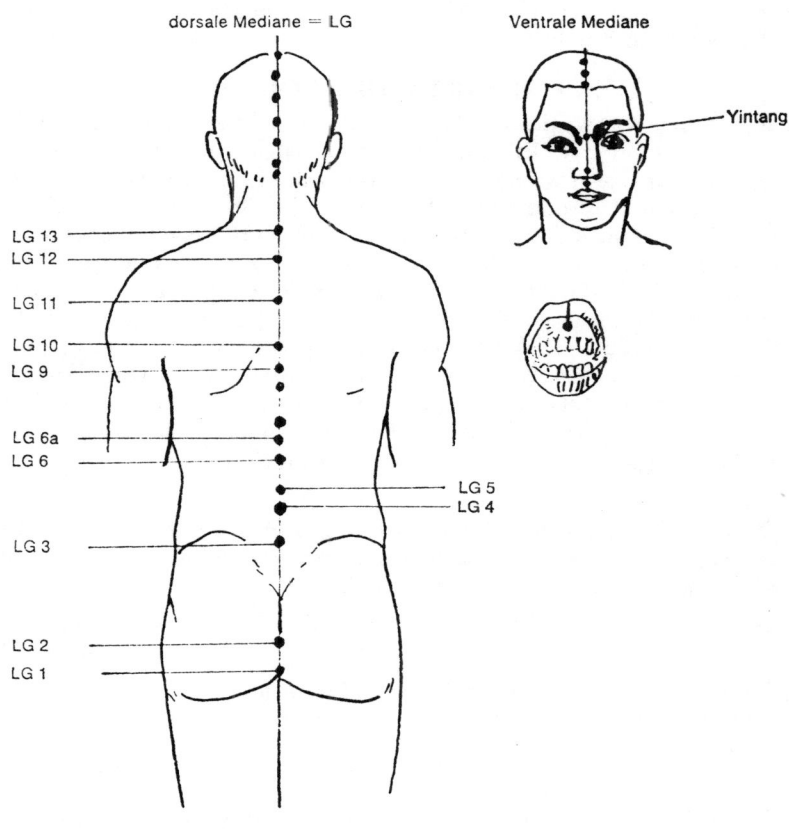

Abb. 18

Damit haben wir das Konzeptionsgefäß oder *JENN-MO* in seinen wichtigen Punkten abgehandelt und gesehen, daß es sich dabei vor allem um somatische Funktionsstörungen handelt. Anders ist das Bild beim

LENKERGEFÄSS oder TOU-MO

Auch hier haben wir wieder die Mediane als Linie aller Punkte, diesmal aber die dorsale, wieder beginnt das Gefäß am After, diesmal hinter ihm und oberhalb, zieht über die Spitzen der Dornfortsätze aller Wirbel nach oben, überquert in der Medianen den Schädel und die Nase und endet am Filtrum der Oberlippe. Auch hier steigt die Energie aufwärts, die beiden Energieströme von *JENN-MO* und *TOU-MO* treffen sich mit Sekundärgefäßen peroral. Auch dieses Gefäß hat keinen eigenen Tonisierungs-usw.-Punkt, wie das *JENN-MO*. Wir kürzen es ab mit LG oder Gouverneurgefäß GG, die Franzosen mit VG (vaisseau gouverneur), englisch GV (governer vessel) oder PV (pilot vessel). Hier gibt es größere Diskrepanzen zur neuen chinesischen Literatur. Dies kommt deswegen, weil die Chinesen auch diese Punkte üblicherweise weit tiefer stechen als wir und trachten, nahe der Dura zu kommen. Daher stechen sie unterhalb der Dornfortsatzspitze ein, wodurch sich Höhenunterschiede der Punktlokalisationen ergeben. Wir empfehlen diese Vorgangsweise aus forensischen Gründen nicht.

LG 1
Chin. Name *Tchrang-Tsiang*. Wieder kann dieser Punkt mit der heißen Nadel gestochen werden, er ist ebenfalls ein Sexualpunkt, wirkt auch bei Pruritus ani und Analekzem. Wird aber seltener verwendet wegen seiner
L o k a l i s a t i o n : Er liegt knapp hinter und proximal der Analöffnung.

LG 2
Chin. Name *Jao-Iu*. Er liegt in der dorsalen Medianen zwischen Steiß- und Kreuzbein. Er wirkt bei Lumbago, Ischias, weiters bei Periodenstörungen und zur Geburtserleichterung.

LG 3
Chin. Name *Iang-Koann*. Er wird bei allen Neuralgien und Schmerzen nach Traumen gegeben, auch bei Commotio cerebri.
L o k a l i s a t i o n : Er liegt auf der Dornfortsatzspitze (wie alle nun zu beschreibenden weiteren Punkte auch) von L 5.

LG 4
Chin. Name *Ming-Menn*. Er ist der wichtigste Sexualpunkt in der Akupunktur. Ferner wird er noch viel bei Lumbago und allgemeiner Erschöpfung verwendet, seltener bei Anämien. Man soll die Patienten, wenn man diesen Punkt wegen Lumbago gibt, immer auf die möglichen Veränderungen (in beiden Richtungen) auf sexuellem Gebiet aufmerksam machen.
L o k a l i s a t i o n : Er liegt auf L 3, also relativ tief, wenn man die Dornfortsatzspitze genau beachtet.

LG 6
Chin. Name *Tsi-Tchong*. Er liegt am Dornfortsatz von Lumbale 1. Sein Nachbar (6 a) an Th 12. Beide werden bei Unruhe und allgemeiner Schwäche, sowie bei Entwicklungsstörungen der Kinder gestochen.

LG 9
Chin. Name *Ling-Trae*. Er ist der Punkt der psychischen und physischen Schwäche bei Kindern und wird bei allen Entwicklungsstörungen gegeben.
L o k a l i s a t i o n : Er liegt auf Th 8.

LG 10
Chin. Name *Chenn-Tao*. Er liegt auf Thorakale 6, der Punkt 10 a auf Th 5, immer Dornfortsatzspitze. Beide werden bei Psychasthenie, Entwicklungsstörungen der Kinder, seltener bei lokalen Schmerzen bei Spondylarthritis gegeben.

LG 11
Chin. Name *Chenn-Tchou*. Er ist der Hauptpunkt für alle geistigen Erkrankungen (über die wir schon weiter oben einschränkend gesprochen haben), seltenere Verwendung bei Kopfschmerzen und Migräne.

L o k a l i s a t i o n : Er liegt auf Th 4.

LG 12
Chin. Name *Trao-Tao*. Er wird bei Kopfschmerzen melancholischer Patienten vornehmlich gegeben, oft auch beim Zervikalsyndrom.

L o k a l i s a t i o n : Er liegt auf Th 2.

LG 13
Chin. Name *Pae-Lao*. Einer der wichtigsten Punkte. Er beeinflußt alle YANG-Meridiane. Hauptwirkung beim Zervikalsyndrom, allen Kopfschmerzen, allen Neuralgien und Entzündungen im Schulter-Arm-Bereich und bei völliger Erschöpfung. Ebenso wirkt der Hilfspunkt 13 a, der gleichzeitig gern mitgegeben wird. Reunionspunkt!

L o k a l i s a t i o n : Er liegt auf C 7, der Punkt 13 a auf C 6.

LG 16
Chin. Name *Fong-Fu*. Er ist unser Hauptpunkt für die Regulation der Hypophyse. Wirkt hervorragend bei allen Regelstörungen und Dysfunktionen der Thyreoidea und anderer Drüsen innerer Sekretion. Weiters bei Kopfschmerzen und Migräne.

L o k a l i s a t i o n : Er liegt in der Medianen, am Unterrand des Okziputs.

LG 19
Chin. Name *Chao-Ting*. Wie schon gesagt, entwickelt dieser sehr wichtige Punkt zusammen mit KG 15 eine Bellergal-Wirkung. Darüber hinaus erhöht er die Konzentrationsfähigkeit, wirkt bei Schlaflosigkeit, Migräne und Kopfschmerzen ebenso wie bei Sinusitis, Rhinitis und Schwindel.

L o k a l i s a t i o n : Er liegt in der Medianen am Schnittpunkt der Lambda- und Pfeilnaht, in dem Grübchen. Achtung! Nicht zu tief stechen!

LG 20
Chin. Name *Pae-Roe*. Wirkt bei Kopfschmerzen, Sinusitis und Erkrankungen des Auges. Wird in der chinesischen Literatur mit LG 19 gleichgesetzt, was richtig ist.

L o k a l i s a t i o n : Er liegt auf der Medianen, am höchsten Punkt des Scheitels.

LG 23
Chin. Name *Chenn-Ting*. Hat Schleimhautwirkung, ist auch bei Schwindel wirksam.

L o k a l i s a t i o n : Er liegt auf der Medianen auf der Stirn am Haaransatz beziehungsweise dort, wo er einmal war.

Point de merveille (auch Yin-Trang genannt)
Wird manchmal auch als LG 25 bezeichnet. Wichtiger Sinusitis- und Kopfschmerzpunkt, auch bei Anosmie verwendet. Macht die Nasenatmung sofort frei. Wird gerne mit B 2 als vorderes magisches Dreieck bei den gleichen Indikationen gestochen. Wichtiger Punkt! Er ist der wichtigste Punkt im vorderen Schädelbereich, auch in allgemeiner Hinsicht.

L o k a l i s a t i o n : Er liegt in der Mitte der Nasenwurzel.

LG 27
Chin. Name *Inn-Tsiao*. Er wird bei Gingivitis verwendet.

Lokalisation : In der Medianen durch das Zahnfleisch des Oberkiefers.

Wir sehen also, daß das Lenkergefäß nur in seinem unteren Abschnitt hauptsächlich somatische Indikationen aufweist, ab Th 8 kommt es dann zum Sprung in die Psyche und erst wieder am Vorderschädel finden wir somatische Indikationen.

Wir haben nun die für die Praxis wichtigen Punkte besprochen. Ich habe mich dabei auf kurze Angaben beschränkt, um dem Leser vor allem einen Überblick über die Materie zu bieten. Alle übrigen Punkte, die man nicht so häufig braucht, habe ich bewußt weggelassen. Diese werden in umfangreicheren Werken ausführlich besprochen und können dort nachgelesen werden. Weiteres wird in Kursen und Zusammenkünften, ebenso wie bei nationalen und internationalen Kongressen, die Diskussion über Probleme und Einzelwirkungen durch die verschiedenen Akupunkturgesellschaften gefördert.

Der einzelne Leser wird bald mehr Interesse an der Akupunktur gewinnen, sich mehr für den Puls interessieren und weiterstudieren. Als Basis aber soll ihm immer dieses kleine Büchlein dienen, mit diesem Wissen kann er schon eine Praxis beginnen, insbesondere dann, wenn er die nun folgenden Regeln beachtet:

1. Beginnen Sie mit einfacheren Fällen.
2. Setzen Sie nicht zuviele Nadeln auf einmal.
3. Hören Sie rechtzeitig mit der Behandlung auf.
4. Gehen Sie immer auf Modalitäten ein, besonders wenn sie spontan gefunden oder vom Patienten geäußert werden.
5. Trachten Sie immer, auch bei klarer Indikation, eine Pulsdiagnostik zu machen.
6. Versichern Sie sich bei komplizierteren Fällen immer der Mitarbeit eines zuständigen Facharztes und erheben Sie alle nötigen Befunde.
7. Stechen Sie die entsprechend ausgewiesenen Punkte nicht während der Regeln und Schwangerschaft, behandeln Sie nie zu knapp nach Röntgen- oder Radiumbestrahlungen sowie nach Bäderkuren.
8. Werden Sie nicht leichtsinnig, wenn Sie bessere Erfolge in der Behandlung haben als Ihre Kollegen, die nicht Akupunktur betreiben.

Ich habe versucht, mich immer einfach auszudrücken, habe manches wiederholt, um Unklarheiten zu vermeiden und ein automatisches Verständnis für die Akupunktur aufkommen zu lassen. Die Erfolge, die Sie mit ihr haben werden, lohnen die Mühe des Studiums.

Literatur (in der Reihenfolge der Zitierung):

DE LA FUYE: Traité d'Acupuncture. Paris 1956. Librairie Le François.
DE LA FUYE: L'Acupuncture. 1956. Presses universitaires de France.
BUSSE: Akupunkturfibel. München 1958. Richard Pflaum Verlag.
LANG: Deutsche Zeitschrift für Akupunktur (DZA) 1968/3/65.
QUAGLIA-SENTA: L'Acuponcture chinoise. Paris 1969. Maisonneuve.
BACHMANN: Leitfaden der Akupunktur. Karl F. Haug Verlag, Ulm/Donau 1961.
MANN: The Ancient Chinese Art of healing. Heinemann Medical 1962.
MANN: The treatment of disease by Acupuncture. Heinemann Medical 1963.
SZILLARD: Persönliche Mitteilung.
KINDLING: Prospekt der Fa. M. L. Kindling, Hannover, Matthiasstraße 10.
NIBOYET: Essai sur l'Acupuncture chinoise pratique. 1951. Ed. Wapler.
NIBOYET: Compléments d'Acupuncture. 1955. Edition Wapler.
VOLL: Topographische Lage der Meßpunkte der Elektroakupunktur. Uelzen 1968. ML-Verlag, Dr. Blume u. Co.
KELLNER: DZA 1966/1/1, Zschr. f. mikroskop.-anat. Forschung 1966/1—2, 1966/3, 1967/4.
FEUCHT: II. Weltkongreß für Akupunktur, Paris 1969 (Vortrag).

MARESCH DZA 1966/2/33.

BONG-HAN: On the Kyungrak System, Foreign Languages Publishing House, DPRK 1964, Kyungrak System and theory of Sanal, Medical Science Press, Pyöngyang, Korea.

BERGSMANN: DZA 1966/2/50, DZA 1967/1/1.

PUDER: zitiert bei BERGSMANN.

PISCHINGER: Österr. Zeitschrift f. Stomatolog. 60/294 [1963] — Die Therapiewoche 1965

HOFF, F.: Steuerungseinrichtungen des Organismus in Gesundheit und Krankheit. 1943. G. Thieme — Klinische Physiologie und Pathologie. 1957. G. Thieme — Persönliche Mitteilung.

SELYE: zitiert bei BISCHKO DZA 1955/11—12/124.

BISCHKO: DZA 1958/3—4/46, DZA 1960/1/1, DZA 1966/3/65. — Therapie über das Nervensystem, VII 363—367.IV 229—253, Hippokrates-Verlag, International Ass. of Logop. and Phoniatrics (160—163 (1962), Monatsschrift f. Ohrenheilkunde und Laryngo-Rhinologie 1966 8 = 335—337. Urban u. Schwarzenberg, Wien.

STACHER Die Therapiewoche 15, 24, 1278 [1965], persönliche Mitteilung.

RIEDER, E., H. TENK, H. WERNER, J. BISCHKO, A. RETT and H. KRISPER: Journal of Neural Transmission 37, 81—94 (1975), Manipulation of Neurotransmitters by Acupunktur.

RIEDER, E., H. TENK, H. WERNER, W. BIRKMAYER, J. BISCHKO, A. RETT und H. KRISPER: Kongreßbericht der 2. franz.-italienisch-österreichischen Tagung für Information über Akupunktur und Aurikulotherapie, 67—80 (1975), Manipulation von Neurotransmittern durch Akupunktur.

TE SUCK SONG: DZA 1959/7—8/84.

FUJITA-MINAMI: DZA 1959/9—10/97.

NAKATANI: DZA 1960/1/16.

PRINZING: DZA 1960/1/29.

MANAKA DZA 1960/6/134.

PRODESCU u. Mitarb.: DZA 1959/3—4/25.

WOGRALIK: DZA 1960/5/97.

ABELE: Vortrag, Deutsche Ges. f. Akup. Jahrestagung 1968.

GROSS, L.: Medizinische Klinik, 53/Nr. 42/S. 1548.

MAJER, E. H.: Otologia Fukuoko, Vol. 13 Nr. 2 June 1967, Tokyo.

WEHLEND: II. Weltkongreß f. Akupunktur, Paris 1969 (Vortrag).

KONNEN Persönliche Mitteilung.

FLEISCHHACKER: Die Therapiewoche 1965.

SCHROEDER: DZA 1957/11—12/133.

ASCHNER: Lehrbuch der Konstitutionskrankheiten. 1953. Hippokrates.

CHAMFRAULT: Traité de médecine chinoise, Éditions Coquemard, 1954.

SOULIÉ DE MORANT: La vera agopuntura cinese. Milano 1943. Bocca.

DE TYMOWSKI: La massage chinois. Eigenverlag 1960.

Zahlreiche andere persönliche Mitteilungen lagen ebenfalls vor.

Ferner wurden alle Standardwerke der Akupunktur in ihren Grundaussagen zu Rate gezogen; so insbesondern

STIEFVATER, E. W.: Praxis der Akupunktur, 4. Aufl. von „Akupunktur als Neuraltherapie". Karl F. Haug Verlag, Heidelberg 1974.

STIEFVATER, E. W. u. I.: Akupunkturtafeln, 5. Aufl. Karl F. Haug Verlag, Heidelberg 1975.

STIEFVATER, E. W.: Die Organuhr, 2. Aufl. Karl F. Haug Verlag, Heidelberg 1971.

STIEFVATER, E. W.: Was ist Akupunktur? 2. Auflage. Karl F. Haug Verlag, Heidelberg 1973

TEN RHYNE, Wilhelm: Die Akupunktur des Ten Rhyne. Neu herausgegeben und mit einem Geleitwort versehen von Dr. Erich W. Stiefvater. Karl F. Haug Verlag, Ulm/Donau 1955.

Aufgrund der raschen Entwicklung der Akupunktur in letzter Zeit verweisen wir insbesondere auf das „Handbuch der Akupunktur und Aurikulotherapie" Karl F. Haug Verlag, Ringbuch und Einzelausgabe.

Dort sind besonders die Arbeiten von KROPEJ, KRÖTLINGER, MENG, PETRICEK und ZEITLER sehr wesentlich.

Ebenso verweisen wir auf die wiedererstandene „Deutsche Zeitschrift für Akupuktur", die gemeinsam mit der DAA/DAAM Dr. Bahr, München, von uns herausgegeben wird. Es ist klar, daß eine Zeitschrift neue Arbeiten oder Erkenntnisse rascher herausbringen kann als ein Buch. Wir empfehlen daher die Lektüre dieser Zeitschrift, die im Verlag für Medizin Dr. Ewald Fischer, Heidelberg, erscheint.

Ganz zum Schluß noch ein Hinweis. Immer größer wird die Zahl von Büchern und Publikationen, die sich, auch im deutschen Sprachraum, entweder auf immer ältere oder immer neuere chinesische Quellen berufen.

Aufgrund der besonderen Stellung Chinas in der Vergangenheit, ebenso wie jetzt in der Volksrepublik, im Hinblick auf Akupunktur, sind diese Werke sicher sehr interessant. Es soll aber ausdrücklich auf Differenzen zur westlichen Welt hingewiesen werden (Forensik, anderer Körperbau, andere soziale Verhältnisse usw.).

Unser Bestreben, eine europäische oder besser westliche Form der Akupunktur zu kreieren, erscheint uns daher nicht falsch. So wird die von uns empfohlene Form des seichteren Stechens (gegenüber den originalen chinesischen Angaben) von den Chinesen des heutigen Chinas selbst als richtig angegeben. Es heißt nämlich in den Originalen: Stich seicht bei Personen, die chronische Leiden haben, nicht schwer körperlich arbeiten, nervlich sehr angespannt sind und kindliches oder aber höheres Lebensalter haben. Das sind aber mehr als 90 % unserer Patienten im Westen.